Nicole Eschmann und *Dr. Devanando O. Weise*

Sanfte Darmreinigung zu Hause

Nicole Eschmann und *Dr. Devanando O. Weise*

Sanfte Darmreinigung zu Hause

Mit Ayurveda zu neuem Wohlbefinden

fit fürs Leben Verlag

Die Studien und Erkenntnisse über die Anwendungen in diesem Buch wurden sorgfältig recherchiert und nach bestem Wissen und Gewissen wiedergegeben. Alle Informationen ersetzen aber in keinem Fall ärztlichen Rat und ärztliche Hilfe. Bei erkennbaren Krankheiten ist in jedem Fall ein Arzt aufzusuchen. Der Verlag und die Autoren übernehmen keinerlei Haftung für Schäden, die sich durch Anwendung der dargestellten Behandlungsmethoden oder Rezepturen ergeben und übernehmen auch keinerlei Verantwortung für medizinische Forderungen.

Nicole Eschmann und Dr. Devanando O. Weise
Sanfte Darmreinigung zu Hause
Mit Ayurveda zu neuem Wohlbefinden

1. Auflage 1997

Titel: Peter Jaruschewski
Gestaltung: Martina Wessels
Lektorat: Britta Kurtz
Druck: Druckservice Rotenburg

Dieses Buch wurde auf chlorfrei gebleichtem Papier gedruckt.

ISBN 3-89526-012-6
Printed in Germany

Inhaltsverzeichnis

Einleitung

Der appetitliche Geruch einer leckeren Suppe zieht am frühen Vormittag durch die Wohnung. Folgt man diesem Duft, so steht man sehr bald vor einem großen Topf mit fünf Litern Inhalt, und daneben kocht ein Topf mit Reis. Werden Gäste erwartet oder wird etwa für die ganze Woche auf Vorrat gekocht?

Nein, eine Darmreinigung nach indischem Vorbild wird hier vorbereitet. Man löst eine fertige Gemüse-Kräuter-Salz-Mischung in heißem Wasser auf und trinkt diese Darmreinigungsbrühe Glas für Glas; möglichst auf nüchternen Magen und möglichst an einem Wochenende, damit man Zeit und Ruhe hat. Nach jeder Tasse folgen eine Reihe von Yoga-Übungen, die diesen Aufguß auf ganz natürliche Weise durch das Verdauungssystem schleusen. Nachdem man einige Tassen getrunken hat, geht man zur Toilette und scheidet dort gleichmäßig wieder aus. Man könnte fast sagen, Glas für Glas kommt heraus, was man Glas für Glas getrunken hat. Der gesamte Inhalt des Verdauungssystems wird bei dieser Methode ausgeschieden, und eine gründliche Entschlackung sowie eine tiefe seelische Klärung finden statt. *Shank prakshalana,* das in diesem Buch vorgestellt wird, ist eine gute und altbewährte Methode der Yogis und ayurvedischen Ärzte, um den Darm zu reinigen. Sie trägt dazu bei, sich jung und vital zu halten.

Die ayurvedische Darmreinigung spült den Darm sanft und gründlich

Mit diesem Buch möchten wir Ihnen aufzeigen, wie wichtig es ist, Ihrem Darm die richtige Aufmerksamkeit zu geben und welche Rolle dabei die Ernährung spielt. Wir möchten ayurvedische und psychologische Gesichtspunkte darstellen, die sich speziell mit dem Verdauungstrakt beschäftigen. So können Sie die Zusammenhänge zwischen Körper und Geist besser verstehen.

Außerdem möchten wir Ihnen nahe bringen, daß es sich lohnt, Ihren Körper liebevoll zu behandeln. Heutzutage wird er meistens als eine Funktionseinheit betrachtet, die jederzeit zu funktionieren hat. Wir sind aber keine Maschinen und sicherlich nicht auf dieser Welt, um solche zu werden. Eine unserer bedeutendsten Fähigkeiten liegt in der Wahrnehmung unserer Gefühle. Wir spüren sie in uns selbst, wenn wir uns darauf einlassen, sie gründlich, offen und ehrlich wahrzunehmen. Besonders in der Auseinandersetzung und Begegnung mit anderen Menschen nehmen wir unsere Gefühle wahr. Erst durch den Gegenüber, der uns spiegelt und den wir als »Spiegel« erkennen, gelangen wir in die Auseinandersetzung mit uns selbst.

Das Übersehen und Ignorieren unserer Gefühle führt dazu, daß sie sich in uns aufstauen

Das Übersehen und Ignorieren unserer Gefühle führt dazu, daß sie sich in uns aufstauen. Mit der Zeit sendet der Körper Signale aus, etwas zu verändern. Meistens hören wir auf diese kleinen und zarten Zeichen nicht sofort. Der Leidensdruck ist noch nicht groß genug, um etwas zu tun. Es stellen sich Krankheiten ein, mit denen wir uns auseinandersetzten müssen, weil wir zum Beispiel Schmerzen empfinden, die uns behindern.

Betrachten Sie Ihre Gesundung und Gesundheit immer als einen Prozeß der psychischen Weiterentwicklung, der Bewußtwerdung und somit auch der Wandlung. Das bedeutet auch, daß man nicht erwarten kann, von heute auf morgen gesund zu werden, sondern es bedarf eines individuellen, längeren Weges, um dort hin zu gelangen. Zu dieser Auseinandersetzung mit uns selbst gehört das Annehmen dessen, was wir sind und die Wahrnehmung der ureigensten Beweggründe des eigenen Seins.

I. Gesundheit aus ayurvedischer Sicht

Im klassischen Ayurveda, der »Wissenschaft vom Leben«, ist die innere und äußere Reinigung Voraussetzung für therapeutische Maßnahmen und die Grundlage für jegliche Besserung oder Heilung. Das Übel wird bei der Wurzel gepackt und der Darm gründlich gesäubert.

Vom ayurvedischen Standpunkt aus ist ein Mensch gesund, wenn er körperlich, geistig und seelisch im Gleichgewicht seiner Temperamente *(Doshas)* lebt. Diese Temperamente sind ganzeitliche Prinzipien, die nach Auffassung von Ayurveda alle körperlichen und geistigen Vorgänge steuern. Die Temperamente befinden sich in einem dynamischen Gleichgewicht und sind wechselseitig voneinander abhängig. Man könnte den Menschen auch mit einem Musikinstrument vergleichen, das eine Bespannung mit drei Seiten hat. Um ein harmonisches Klangbild zu formen, müssen alle Seiten aufeinander abgestimmt sein. Jeder Mensch wird als einmaliges Individuum betrachtet und hat seinen ureigensten Ausdruck und Klang.

Vom ayurvedischen Standpunkt aus ist ein Mensch gesund, wenn er körperlich, geistig und seelisch im Gleichgewicht seiner Temperamente (Doshas) lebt

So gibt die ayurvedische Denkweise jedem Menschen die Freiheit das auszuprobieren, was für ihn das Beste ist. Alle Äußerungen zur Lebensführung sind immer als Anregungen zu betrachten. Die ayurvedische Sicht ermuntert uns, etwas neues auszuprobieren und wieder Mut zu fassen. Wenn wir aus dem Gleichgewicht gekommen sind, besteht immer die Möglichkeit, dorthin zurückzufinden.

Wie betrachtet Ayurveda den Menschen?

Ayurveda betrachtet den Menschen von unterschiedlichen Standpunkten aus, um ihn in seiner Ganzheit zu verstehen. Er bezieht Gewohnheiten, die Art des Umgangs mit anderen, die äußere Erscheinung und auch die geistig-seelischen Fähigkeiten mit ein. Der Mensch wird außerdem auch vom Standpunkt des übergeordneten kosmischen Bereichs aus betrachtet. Sobald der eigene Mikrokosmos im Gleichgewicht ist, hat der Mensch die Aufgabe, auch die Außenwelt (Makrokosmos) mit einzubeziehen und mit ihr ebenfalls im Gleichklang zu leben, sie zu fördern und zu erhalten.

Nach der ayurvedischen Lehre wirken sich sämtliche Veränderungen auf unser Befinden aus

Nach der ayurvedischen Lehre wirken sich sämtliche Veränderungen unserer Umgebung und alle unsere Handlungen auf unser Befinden aus: Tages- und Jahreszeiten, Essen und Wetter, Arbeit und Schlaf, Freude und Kummer.[1]

Die fünf fundamentalen Elemente

Die drei ayurvedischen Temperamente, *Vata, Pitta* und *Kapha,* leiten sich von den fünf Elementen ab: Äther - Luft - Feuer - Wasser - Erde

Äther ist der Raum, der uns umgibt. Wenn Sie die Augen schließen und die Hände nach allen Richtungen ausstrecken, dann bekommen Sie ein Gefühl dafür, was Raum sein kann. Ohne ihn können sich die anderen Elemente nicht ausbreiten und Sie sich nicht fortbewegen.

Luft ist das Prinzip der Bewegung. Am Beispiel des Windes wird dies sofort verständlich. Wenn Sie sehr schnell durch einen Raum gehen, können Sie die Luft ebenfalls wahrnehmen. Es ist also notwendig, selbst in Bewegung zu kommen, um die Luft im Raum zu spüren.

[1] Dr. med. Ernst Schrott, »Ayurveda für jeden Tag«, Mosaik Verlag, 1994, S. 12

Feuer stellt das Prinzip der Wandlung dar. Die gesamte Alchemie ist darauf aufgebaut. Beim Verbrennen eines Holzstückes z.B. wird es in seine verschiedenen Bestandteile aufgeteilt, und am Ende bleibt, für uns sichtbar, die Asche übrig. Die Materie hat sich verwandelt.

Wasser ist das Gefühlsprinzip. Es ist weich, umschmeichelt und reinigt unseren Körper. Aber es hat auch enorme Kraft und in seinen vielfältigen Ausdrucksformen auch Tiefe. Es wird dem Unbewußten und Weiblichen zugeordnet. Stille Wasser gründen tief.

Die Erde ist etwas, auf das wir aufbauen können

Die **Erde** trägt uns. Sie ist etwas, auf das wir aufbauen können. Die Erde gibt uns den nötigen Halt und Struktur, den Grund und Boden, auf dem wir stehen. Sie können das sehr wörtlich nehmen, denn ohne festen Boden haben wir wirklich keine Standfestigkeit und Ausdauer.

Die Doshas und die Elemente

Vata →

Pitta →

Kapha →

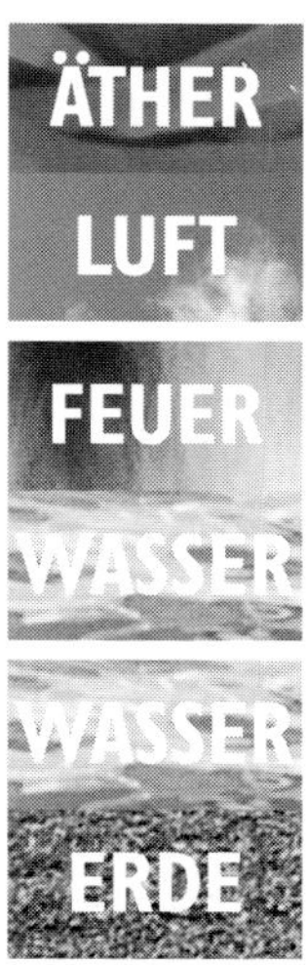

Die fünf Elemente in Ayurveda

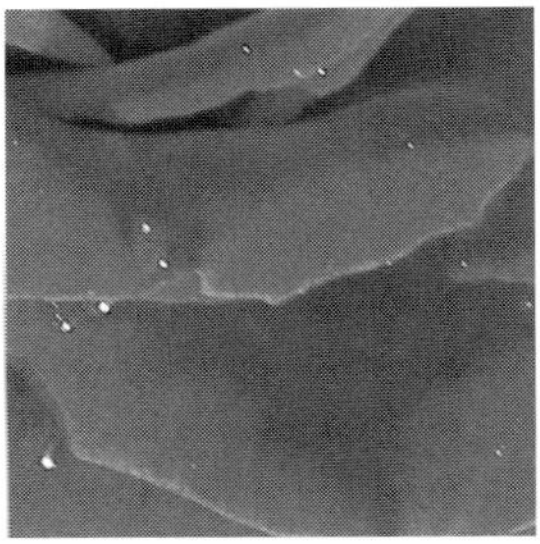

Äther ➞ räumlich

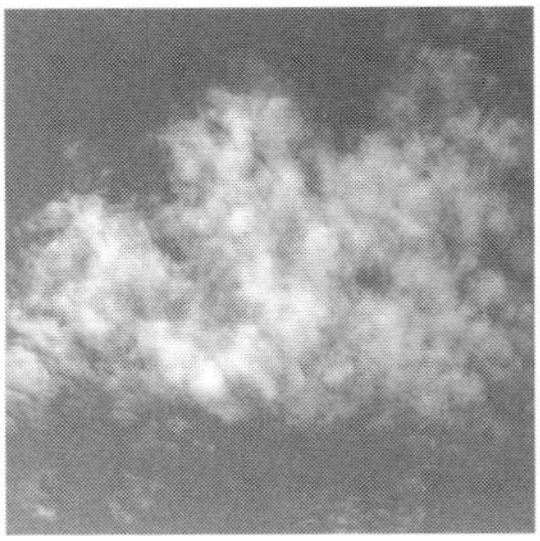

Luft ➞ gasförmig

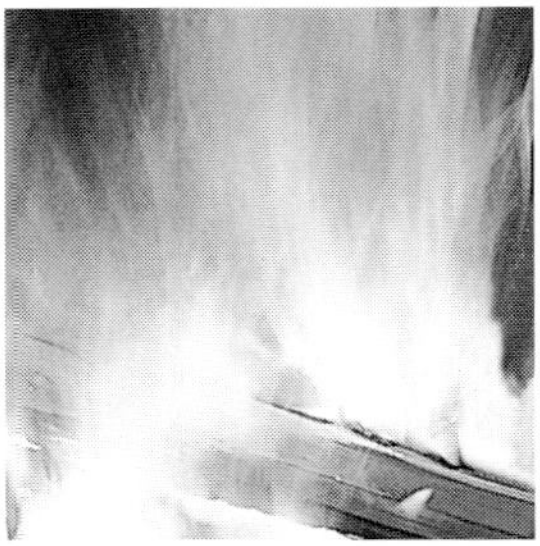

Feuer ➞ strahlend

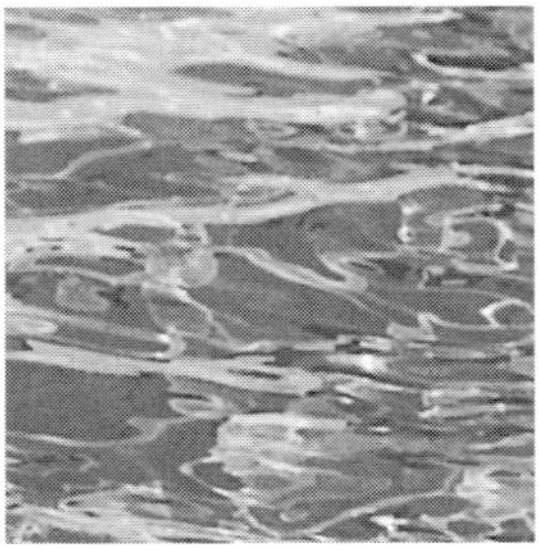

Wasser ➞ flüssig

Erde ➞ fest

Die Elemente haben ayurvedische Eigenschaften

Die Eigenschaften der Elemente

Äther	→	leicht, fein, glatt, weich
Luft	→	leicht, trocken, kalt, rauh, fein
Feuer	→	leicht, trocken, heiß, scharf, fein, klar
Wasser	→	schwer, naß, kalt, flüssig, ölig, schleimig, langsam, weich
Erde	→	schwer, trocken, kalt, rauh, hart, langsam, stabil, fest, grob

Die Wirkungen der Elemente

Äther	→	durchlässig, weich, leicht
Luft	→	aktivierend, bewegend, leicht, rauh
Feuer	→	verdauend, ausstrahlend, erhitzend
Wasser	→	befeuchtend, auflösend, schmierend
Erde	→	stabilisierend, stärkend, verdichtend

Alles Leben leitet sich aus ayurvedischer Sicht von den fünf Elementen ab. Darunter ist zu verstehen, daß alles, was um uns herum ist, und auch wir selbst, sich aus diesen Grundelementen zusammensetzt. Deshalb ist der allumfassende Makrokosmos mit allem und jedem in Verbindung.

Alles Leben leitet sich aus ayurvedischer Sicht von den fünf Elementen ab

Die Zuordnung der drei Temperamente

Alle psychischen, geistigen und körperlichen Funktionen werden von den folgenden drei Temperamenten bestimmt:

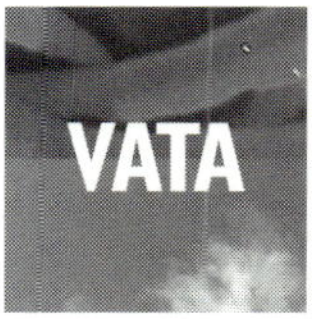

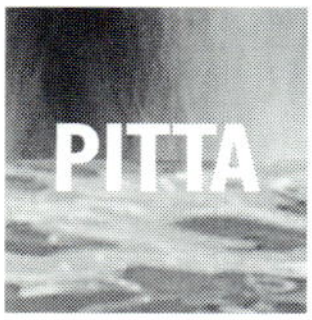

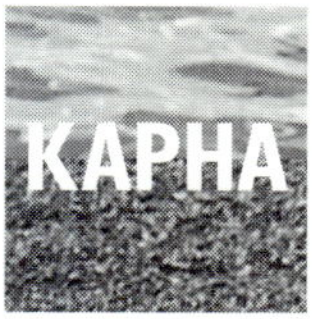

Die Elemente werden den drei Temperamenten wie folgt zugeordnet:

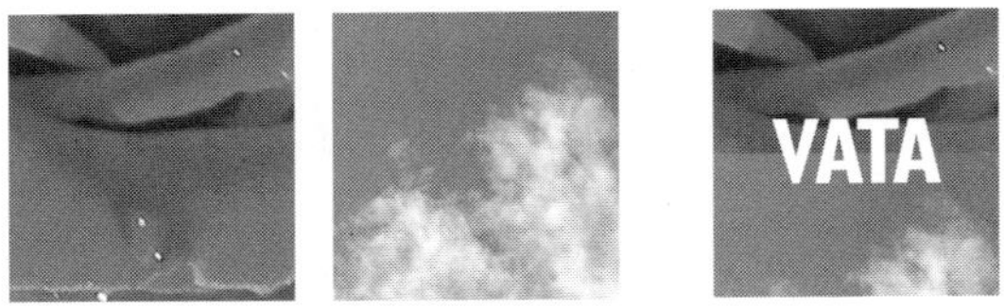

Aus Äther und Luft entsteht das *Vata*-Temperament

Aus den Eigenschaften der fünf Elemente entstehen die drei ayurvedischen Temperamente

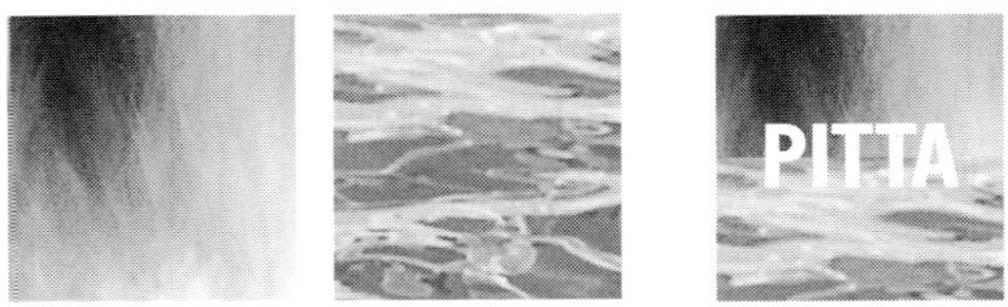

Feuer und Wasser bilden das *Pitta*-Temperament

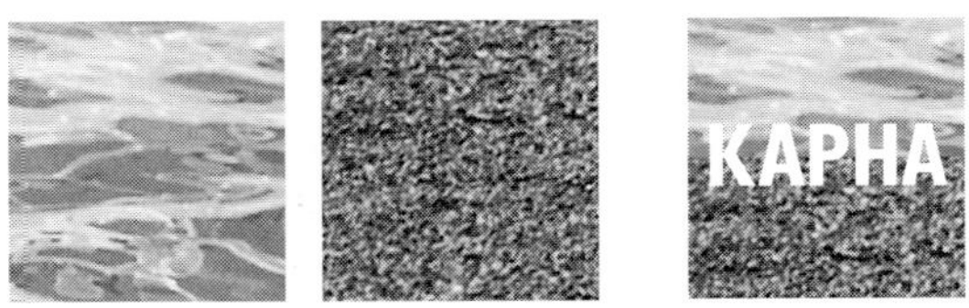

Wasser und Erde ergeben das *Kapha*-Temperament

Interessant ist die Kombination von Feuer und Wasser. Für uns ist es eigentlich unvorstellbar, weil es doch konträre Elemente sind. Das geistige Feuer muß sich mit dem Gefühl paaren, um wirklich etwas zu bewirken. Sonst würde es nur verbrennen, ohne eine Wirkung zu erzielen. Im Magen finden wir dieses Prinzip wieder, weil hier das schleimige,wässrige (Schleimhäute) mit dem feurigen (Salzsäure) zusammentrifft.

Die Kombination von Erde und Wasser ist ebenfalls eine für uns unübliche Vorstellung. Fruchtbare Erde ohne Feuchtigkeit ist jedoch undenkbar. Wenn man die Erde als unser instinkthaftes Sein betrachtet, muß auch hier das Gefühl mit hineinspielen, damit wir wirklich Mensch sind.

Vata, Pitta, Kapha sind die Grundeigenschaften, die dem Wesen eines jeden Menschen zugrunde liegen. Dabei geht es um Eigenschaften, die alle Bereiche betreffen: Körper, Gefühle, Geist, Charakter und Seele.

Dadurch, daß die Temperamente grundlegende Regulationssysteme sind, bestimmen sie auch die Funktionsweise unseres Organismus. Der Dickdarm z.B. wird von dem *Vata*-Temperament bestimmt, die Lunge vom *Kapha*-Temperament usw.

Der Darm stellt das Vata-Prinzip dar

Warum der Darm das *Vata*-Prinzip darstellt, läßt sich aus der Embryologie gut verstehen. Er bildet sich wie ein Rohr durch den Körper und stellt so einen Raum zur Verfügung. Das Darmvolumen hat somit Kontakt zur Außenwelt. Der Darm bildet die Grenze zwischen innen und außen. Er ist sozusagen ein nach innen eingestülptes Stück Haut. Deshalb ist es wichtig, ihn von Zeit zu Zeit zu reinigen – genauso wie unsere Körperoberfläche.

In der Vorstellung von Ayurveda sollen alle Temperamente in einem individuell unterschiedlichen Gleichgewicht zueinander stehen. Ist dies nicht der Fall, können Krankheiten entstehen.

In der folgenden Darstellung sind die einzelnen körperlichen, geistigen und seelischen Merkmale der Temperamente aufgezählt.

Die Eigenschaften und Aufgaben von *Vata, Pitta* und *Kapha*

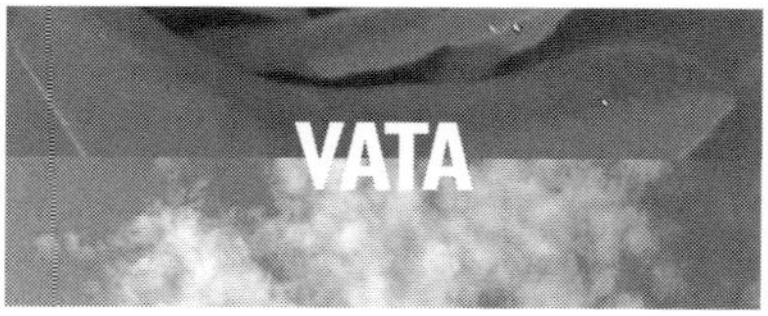

Der Vata-Typ neigt zu Verstopfungen und Blähungen

Allgemeine Eigenschaften von *Vata*:

- mobil, leicht, durchdringend, klar, rauh, anregend, subtil, unstet

Eigenschaften des *Vata*-Types:

- geringes Gewicht und leichter Körperbau, unregelmäßige Statur (z.B. zu lange Arme)
- begeisterungsfähig
- geht Dinge schnell an
- neigt zu trockener Haut
- haßt kaltes und windiges Wetter, hat schnell kalte Füße
- fühlt sich im Warmen richtig wohl
- schwankende Verdauungskraft
- unregelmäßiger Stuhlgang,
- nervös bedingter Wechsel von Verstopfung und Duchfall
- Neigung zu Verstopfung und Blähungen
- schnelle Auffassungsgabe und gutes Kurzzeitgedächtnis
- macht sich schnell Sorgen und Kummer
- neigt zu leichtem und unterbrochenem Schlaf und Nervosität
- träumt viel, schwarz-weiß, oft vom Fliegen

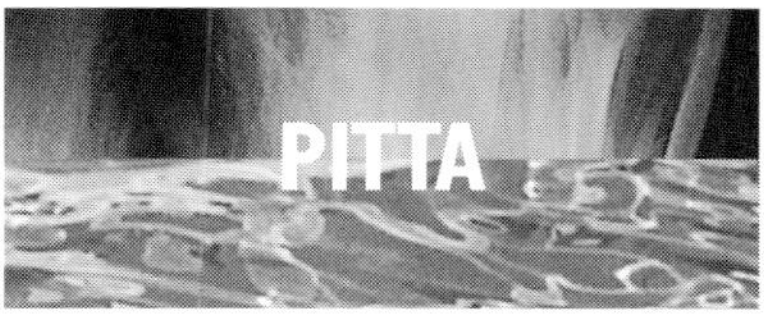

Allgemeine Eigenschaften von *Pitta:*
- etwas ölig, mobil, flüssig, durchdringend

Eigenschaften des *Pitta*-Typs:
- mittlerer Körperbau, sehr ausgeglichene Statur, nicht zu schwer, nicht zu leicht
- arbeitet sehr systematisch und organisiert
- gut durchblutete Haut, neigt zu Sommersprossen
- starker Hunger und gute Verdauung
- kann Mahlzeiten schlecht ausfallen lassen
- mittlere Auffassungsgabe und mittleres Gedächtnis
- kann Erlerntes systematisch wiedergeben
- neigt zur Aggressivität, Ungeduld und Ärger
- träumt viel, mehr aggessive Träume, sehr farbig

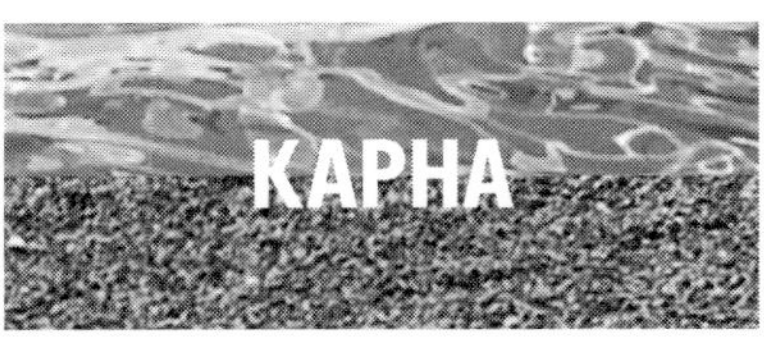

Der Kapha-Typ hat eine langsame Verdauung

Allgemeine Eigenschaften von *Kapha*:
- ölig, unbeweglich, schwer, weich, schleimig, stabil

Eigenschaften des *Kapha*-Typs :
- stabiler und schwerer Körperbau
- stark und ausdauernd, aber wenig Motivation
- geht Dinge langsam an
- neigt zu glatter und fetter Haut

- langsame Verdauung
- langsame Auffassungsgabe und gutes Langzeitgedächtnis
- ist schwer aus der Ruhe zu bringen, eher passiv als aktiv
- tiefer und langer Schlaf, kann sich an Träume selten erinnern

Die meisten Menschen besitzen Eigenschaften von allen drei Typen

Vielleicht konnten Sie sich in dem einen oder anderen Typus wiederfinden. In den meisten Fällen ist es so, daß man sich in jedem Temperament ein wenig wiedererkennt. So stellen die meisten Menschen einen Mischtyp dar, wobei jedoch die Ausprägung eines Elementes in der Regel dominiert. Jemand kann ein *Pitta-Kapha*-Typ sein, bei dem *Pitta* überwiegt.

Jeder Mensch hat eine unterschiedliche Temperamentverteilung. Es ergeben sich daraus unendlich viele verschiedene Möglichkeiten.

Die sechs ayurvedischen Geschmacksrichtungen

- salzig
- scharf
- sauer
- bitter
- süß
- herb

Die Eigenschaften		**der Geschmacksrichtungen**
salzig	➞	heiß, schwer, naß
scharf	➞	heiß, leicht, trocken
sauer	➞	heiß, leicht, naß
bitter	➞	kalt, leicht, trocken
süß	➞	kalt, schwer, naß
herb	➞	kalt, schwer, trocken

An der Wirkung der Geschmäcker aufeinander können wir sehen, wie sich die Temperamente gegenseitig beeinflussen:

scharf, bitter und herb	→	erhöhen *Vata*
scharf, salzig und sauer	→	erhöhen *Pitta*
süß, sauer und salzig	→	erhöhen *Kapha*
süß, sauer und salzig	→	reduzieren *Vata*
süß, bitter und herb	→	reduzieren *Pitta*
scharf, bitter und herb	→	reduzieren *Kapha*

Die verschiedenen Aufgaben der Temperamente im Körper

- ***Vata*** ist verantwortlich für alle Bewegungsabläufe in den Körperzellen und Organen.
- ***Pitta*** ist das Stoffwechselprinzip und entsprechend zuständig für die Tätigkeiten des Verdauungssystems.
- ***Kapha*** ist verantwortlich für den Flüssigkeitshaushalt. Es gibt dem Körper Zusammenhalt und Stabilität.

Kapha gibt dem Körper Zusammenhalt und Stabilität

Vata	→	Bewegung
Pitta	→	Umwandlung
Kapha	→	Formgebung

2. Die Bedeutung der Verdauung für unsere Gesundheit

Im Ayurveda ist das Verdauungsfeuer die Grundvoraussetzung für Gesundheit und Wohlbefinden. Denn der Mensch lebt nicht von dem, was er ißt, sondern von dem, was er verdaut (aus der *Charaka Samhita*). Durch anhaltende Verdauungsstörungen werden auf Dauer unsere Gesundheit und unsere Vitalität geschwächt. Das ist die Ursache der meisten Krankheiten.

Der große Arzt *Charaka* (1. Jh.) schrieb zum Thema Verdauung: Was nicht verdaut wird - auch an seelischen Eindrücken - wird zu Gift.[2] Die besten Nahrungsmittel nützen uns demnach nichts, wenn unser Verdauungs- und Stoffwechselsystem sie nicht aufnehmen und verwerten kann. Der Stärkung der Verdauungskraft wird deshalb im Ayurveda sehr viel Bedeutung zugemessen.

Der Mensch lebt von dem, was er verdaut

Der Darm: Ein Symbol der Wandlung

Nach indischer Auffassung ist der Unterleib der Ort und die Quelle der *Shakti*-Kraft (Lebenskraft), die Höhle der energiegeladenen, Triebe entfesselnden, alles zerstörenden und alles gebärenden *Kundalini-Schlange.*[3]

Für uns im Westen ist die Schlange mit ihrem gewundenen Körper ein Symbol der Wandlung. Wir können durch ihr Gift den Tod erfahren, und im Text der Bibel ist sie die Verführerin, die den Menschen in eine neue Welt bringen möchte.

Wenn wir uns den Verdauungstrakt näher ansehen, ähnelt er einer Schlange. Der Kopf dieser Schlange wird gebildet durch

[2] *»Die sanfte Kraft der indischen Naturheilkunde«, München, Goldmann Verlag, 1987, S. 110*
[3] *Wolf Dieter, »Feuer und Asche - Dunkel und Licht«, Freiburg, Bauer Verlag, 1988, S. 179*

den Rachenraum mit seinen Zähnen. Dann folgt der Leib, beginnend mit der Speiseröhre, die im sichelmondförmigen Magen endet. Hieran schließt sich der Dünndarm, der besonders stark schlangenartig gewunden ist. Am Ende des Dünndarms, getrennt durch eine Klappe, folgt der Dickdarm. Er umschließt hufeisenförmig den Dünndarm, um dann im Enddarm auszulaufen. Unser Verdauungstrakt sieht jedoch nicht nur aus wie eine Schlange, er bewegt sich auch so. Bei der Verdauung entstehen wellenförmige Transportbewegungen des Darms, die Peristaltik.

Der Verdauungstrakt wandelt die Nahrung für uns um, damit diese ein Bestandteil unseres Körpers werden kann

Wie die Schlange das Prinzip für Wandlung darstellt, dient auch der Verdauungstrakt dem Prinzip der Wandlung. Er wandelt die Nahrung für uns um, damit diese ein Bestandteil unseres Körpers werden kann und somit eine neue Dimension erlangt.

Um zu verstehen, welche tiefgreifende Bedeutung der Verdauungstrakt für uns hat, möchte ich Ihnen aufzeigen, wie die Natur ihre Kraft zum Wachstum gewinnt. Wir müssen uns dazu vor Augen führen, wie ein Baum sich aus dem Erdreich die Nahrung herausfiltert. Er steht da und kann sich nicht bewegen. Alle Nährstoffe, die er benötigt, müssen ihm von außen zugetragen werden. Seine eigenen herabgefallenen Blätter, andere Pflanzen, die absterben, Regenwasser, sowie unzählige Mikroben, Einzeller, Würmer und Pilze tragen dazu bei, ihm seine Lebensbausteine zugänglich zu machen. Die abgestorbenen Pflanzenbestandteile werden von ihm in kleinste Teilchen zerlegt. Der Baum breitet sich mit seinen Wurzeln weit und tief ins Erdreich aus, um aus dem Boden das herausholen, was er für sein Wachstum braucht.

Im Gegensatz zu Bäumen verbinden uns keine Wurzeln mit dem Erdreich. Wie bekommen wir nun unsere Nährstoffe aus dem Boden? Wir müssen unsere Lebensbausteine anders beziehen. Unser faszinierender Körper hat sich dazu eine phantastische Methode »ausgedacht«. Der Boden wird in unserem Körper gebildet, ganz ähnlich wie der Humus für die Pflanzen. Für diesen Bereich ist unser Darm zuständig. Ähnlich wie es den herabfallenden Blättern ergeht, die erst noch verfaulen müssen, um ihre Nährstoffe für den Baum freizugeben, ist es auch mit den Nahrungsmitteln, die wir zu uns nehmen.Wir müssen also selbst für unseren Nährboden sorgen.

Der Weg unserer Nahrung durch das Verdauungssystem

Die mit den Nahrungsmitteln aufgenommenen Proteine (Eiweiße), Kohlenhydrate, Zucker und Stärke (Mehrfachzucker) sowie Öle und Fette müssen vom Körper in einfachste Bausteine zerlegt werden. Dazu sind die verschiedenen Stationen notwendig, die unsere aufgenommene Nahrung gehen muß.

Magen und Dünndarm bilden spezielle Verdauungssäfte, um die Nahrung zu zerlegen. Eine weitere Zerlegung erfährt die Nahrung durch unzählige Bakterien, und auch in kleinsten Mengen physiologisch auftretende Pilze helfen mit dabei. Es entstehen für uns Lebensbausteine. Der Körper kann sie dann aufnehmen und in körpereigene Substanz umwandeln.

Wir möchten Ihnen gern den genauen Weg beschreiben, die Ihre Nahrung durch das Verdauungssystem nimmt, weil Sie dann mehr Verständnis für Ihren Körper entwickeln können.

Die Verdauung beginnt bei den Lippen. Sie ertasten und prüfen die Nahrung

Die Lippen und der Mund

Die Verdauung, und somit die Bereitung unseres inneren Bodens, beginnt mit den Lippen. Sie ertasten (Luftelement) und prüfen die Speise. Dabei regt der aufsteigende Geruch (Erdelement) die Bildung des Mundspeichels an. Die Mundhöhle (Wasserelement) nimmt nun die Nahrung auf, und man kann durch gutes Kauen und Einspeicheln schmecken und spüren, wie gut das Essen mundet. Das ist ein wichtiger Punkt. Der Ayurveda sagt, daß erst durch das Erschmecken der Speisen die notwendigen Verdauungssäfte gebildet werden.

Bei der Erforschung des menschlichen Körpers durch die moderne Medizin hat man folgendes herausgefunden: Durch Geruchs- und Geschmacksempfindungen werden im Gehirn Impulse freigesetzt, welche die Magensaftproduktion anregen. Ebenso wirkt der Anblick oder die Vorstellung von Speisen sekretionsfördernd. Der Körper stellt sich also auf die Nahrung ein, die ihn erwartet.

Erst durch das Erschmecken der Speisen werden die notwendigen Verdauungssäfte gebildet

Im Mund beginnt nun die erste Phase der Aufspaltung der Kohlenhydrate (Mehrfachzucker) durch das Enzym (Ptyalin) und die ansässigen Bakterien. Die Mehrfachzucker müssen in Einfachzucker (Glukose) zerlegt werden.

Mit dem Akt des Schluckens verlieren wir die bewußte Kontrolle über die Nahrung und können auf ihre Zerkleinerung nicht mehr einwirken. Je mehr Zerkleinerungsarbeit geleistet und der Bissen eingespeichelt wurde, desto weniger wird der restliche Verdauungstrakt belastet. Wird diese äußerst wichtige Arbeit nicht geleistet, kann der Körper die Nahrung nicht weiter aufspalten. Die Hülle eines Korns z.B. ist viel zu stabil, um von unseren Verdauungsenzymen aufgespalten zu werden. Erst durch die Arbeit unserer Zähne entsteht eine ausreichende Angriffsmöglichkeit für die Enzyme. Bei nachlässigem Kauen entstehen dann in Magen und Darm Fäulnis und Gärung. Das kann fatale Folgen der Selbstvergiftung haben.

Das Kauen ist eine wichtige Tätigkeit für uns, denn erst beim Zerfall der Nahrung in die einzelnen Bausteine können diese

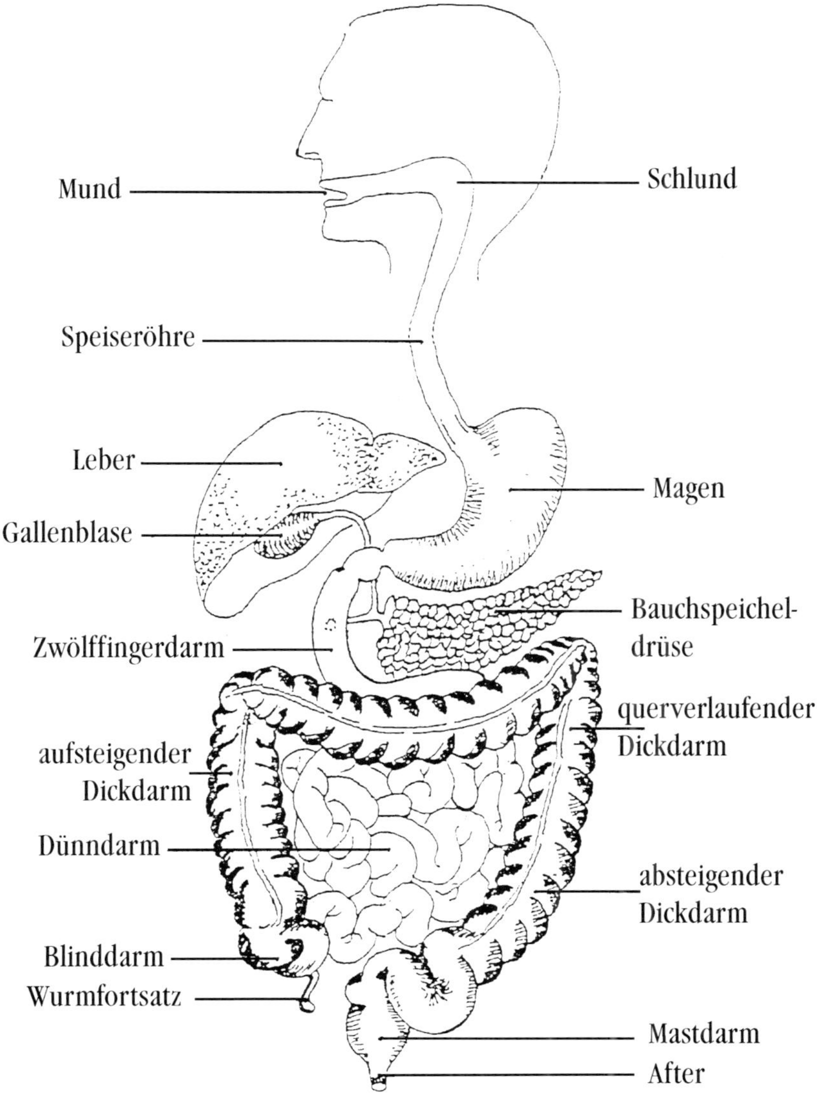

Der Weg der Nahrung durch den Körper

für uns umgewandelt werden. Außerdem gibt man sich durch diese einfache Tätigkeit des Zermahlens selbst Zuwendung.

Es entsteht ein wirkliches Genießen und Auskosten der Nahrung, die wir uns schenken. Zum rechten Zeitpunkt stellt sich dadurch auch ein wohliges Sättigungsgefühl ein. Ein guter Umgang mit sich selbst bedeutet auch, im eigenen Gleichgewicht zu sein.

Der Magen *(Vata)*

In erster Linie dient uns der Magen als Vorratsbehälter. Wir müssen deshalb nicht so oft Nahrung zu uns nehmen. Im Magen wird das Essen mit dem Magensaft vermischt, und es entsteht ein glitschiger Brei.

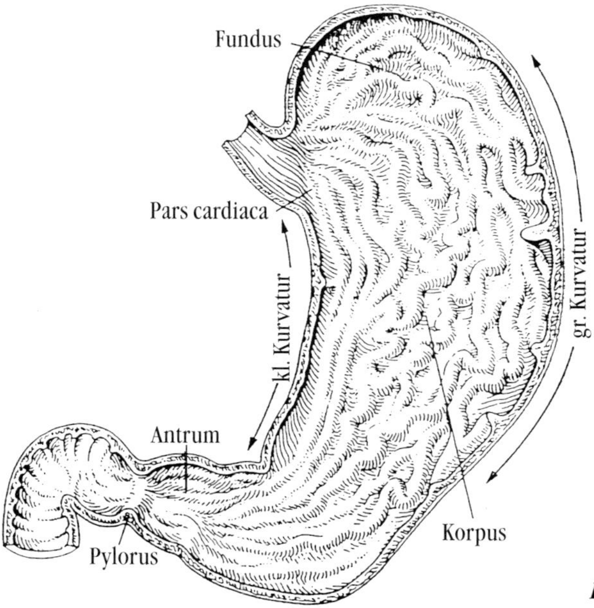

Der Magen

Mit seiner starken Salzsäure und den Enzymen hat der Magen die Aufgabe, das Eiweiß zu spalten. Er kann die aufgenommenen Speisen nur sehr schwer mechanisch weiter zerkleinern. Wenn die Nahrung zu groß ist, verweilt sie länger, weil der Magen sie zurückhält, um doch noch einen Zerfall hervorzurufen. Das ist jedoch eine langwierige und schwierige Aufgabe für ihn. So kann es sein, daß schwer verdauliche Nahrung erst nach 5-6 Stunden weitertransportiert wird.

Wie funktioniert die Verdauung im Magen?

Die Verdauungssäfte werden Pitta zugeordnet: Feuer im Wasser

Der Speisebrei legt sich zunächst an die Magenwände und wird den Verdauungssäften des Magens ausgesetzt. Die folgenden Bissen gelangen jeweils auf die vorhergehende Schicht. Sobald die äußere Schicht genügend verdaut wurde, kann sie mittels der Magenmuskulatur zum Magenausgang, dem Magenpförtner, bewegt werden. So wird Schicht für Schicht von außen nach innen verdaut.

Die Menge der Magensaftsekretion ist ausschlaggebend für eine gute Verdauung. Sie wird durch verschiedene Reize stimuliert. Wenn die Magensäurekonzentration zu niedrig ist, kann die Nahrung nicht genügend zersetzt werden. Das hat später im Darm Gärungs- und Fäulnisprozesse zur Folge. Die Darmschleimhaut produziert vermehrt Schleim, um dem, wie eine Entzündung wirkenden Prozeß, entgegenzusteuern. Außerdem ist für die Verwertung von Eisen, Kalzium und Vitamin B_{12} ein hoher Säuregehalt im Magen unbedingt erforderlich. Die Salzsäure und die anderen Verdauungssäfte werden *Pitta* zugeordnet: Feuer im Wasser!

Wie funktioniert die Regulation der Magensaftsekretion?

Im nüchternen Zustand weist der gesunde Magen stets eine minimale Ruhesekretion auf (5-15 ml/h). Dieses Sekret ist frei von *Pepsin* (eiweißspaltendes Enzym) und *HCL* (Salzsäure). Es zeigt einen neutralen bis leicht alkalischen pH-Wert und enthält neben dem Hauptbestandteil Wasser lediglich Schleim und Mineralien. Es gibt verschiedene Reize, die dazu beitragen, daß im Magen die Bildung des Magensaftes angeregt wird und somit die optimale Säurekonzentration entstehen kann.

Die Bildung von Magensaft wird durch unterschiedliche Reize angeregt

Der Magensaft wird in drei Phasen ausgeschieden:
1. durch Reize, die im Gehirn durch Geruch und Geschmack ausgelöst werden
2. durch Reize, die im Magen ausgelöst werden
3. durch Reize, die im Dünndarm ausgelöst werden

Die **erste** Ausscheidungsphase wurde im Kapitel über die Lippen und das Kauen bereits beschrieben.

Die **zweite** Phase wird ausgelöst, wenn die Nahrung in den Magen gelangt. Durch den mechanischen Dehnungsreiz erfolgt über lokale Reflexe eine Sekretionssteigerung. Aber auch chemische Reize, wie etwa Produkte, die bei der Eiweißverdauung freigesetzt werden oder Coffein und Alkohol sind in der Lage die Magensaftausschüttung zu stimulieren.

Die **dritte** Phase wird durch den Übertritt der frisch aufgenommenen, sauren Nahrung in den Dünndarm ausgelöst.

Durch zu langes Liegen von Nahrungsmitteln kann ein entzündlicher Prozeß entstehen, der die Schleimbildung im Magen anregt. Dann verschleimt der Magen und kann seine Aufgabe nicht mehr vollständig ausführen.

Wie werden die verschiedenen Nahrungsmittel im Magen verdaut?

Kohlenhydrate verweilen nicht sehr lange im Magen und werden dann in den Dünndarm weitergeleitet. Ihre Verdauung findet im oberen Teil des Magens statt, weil dort ein höherer pH-Wert vorherrscht als im unteren Teil. (Ein hoher pH-Wert ist alkalisch, ein niedriger pH-Wert ist sauer).

Kohlenhydrate werden im oberen Teil des Magens verdaut

Eiweiß bleibt länger im Magen, um im unteren Teil zerlegt zu werden. Wenn Kohlenhydrate vor dem Eiweiß gegessen werden, können diese schnell den Magen wieder verlassen. Im umgekehrten Fall verbleiben sie ebenso lange im Magen wie das Eiweiß. Durch die lange Lagerung im Magen entwickeln sich Gärungsprozesse, die sich im Darm fortsetzen und somit Blähungen erzeugen. Nach dem Verdauungsprozeß im Magen wird die Nahrung an den Zwölffingerdarm abgegeben.

Der Zwölffingerdarm *(Pitta)*

Im Zwölffingerdarm wird zur weiteren Verdauung die saure Nahrung alkalisiert. Außerdem werden die verschiedenen Verdauungssäfte aus Leber und Bauchspeicheldrüse hinzugesetzt. Der Gallensaft der Leber hat die Fähigkeit, die Fette in kleinste Tröpfchen aufzuteilen. Die Verdauungsenzyme der Bauchspeicheldrüse spalten dann die Nahrungsbestandteile so auf, daß sie von der Dünndarmschleimhaut aufgenommen werden können.

Dazu müssen ihre Sekrete in den Darm gelangen. Leber und Bauchspeicheldrüse verfügen über Ausführungsgänge, die in den Darm hinein münden. Durch Selbstvergiftung und Schwächung dieser Organe werden nicht genügend Verdauungssäfte gebildet. Zum Teil kann der Ausführungsgang der Leber wie gelähmt sein und den Verdauungssaft nicht in den Darm hineinleiten. Die Folge ist, daß die Nahrung nicht verdaut und aufgenommen werden kann. Wieder entstehen vermehrte Blähungen und Fäulnisprozesse, und am Ende wird die Nahrung zum Teil unverdaut ausgeschieden.

Der Dünndarm *(Pitta – Vata)*

Der Dünndarm stellt eine Mischung aus Pitta und Vata dar

Im Dünndarm wird dem Nahrungsbrei zunächst sehr viel Wasser zugeführt, um alle Bestandteile in einen gelösten Zustand zu bringen. Jetzt erst kann die in kleinste Bausteine zerlegte Nahrung von ihm resorbiert werden. Seine sehr gut durchblutete Schleimhaut mit ihren unzähligen Zotten und Mikrozotten übernimmt diese Aufgabe. Alle aufgenommenen Bestandteile gelangen in den venösen Blutkreislauf und werden der Leber zur Entgiftung zugeführt. Sie baut nun um und bereitet schädliche Substanzen so auf, daß sie wieder ausgeschieden werden können. Unbrauchbare Säfte werden von der Ausstoßungskraft der Lebergefäße in den Darm getrieben.[4] Ist der Darm verschlackt, kann diese Reinigungsfunktion nicht stattfinden.

Jeder Darmabschnitt hat seine bestimmte Länge. Zum Transportieren der Nahrung führt der Darm Wellenbewegungen aus (Peristaltik). Die Nahrung wird dabei hin und her geschoben und zum Darmende hingeführt. Dadurch entsteht inten-

[4] *Ingo Wilhelm Müller, »Humoralmedizin«, Haug Verlag, 1993, S. 52*

siver Kontakt mit der Darmoberfläche. Diese Oberfläche wird im Dünndarm durch Darmzotten, Mikrozotten und kleine Ausbuchtungen gebildet. Die Zotten muß man sich wie kleine Ausstülpungen in Richtung des Speisebreies vorstellen. Gärung und schleimbildende Nahrung bilden Ablagerungen im Dünndarm und schädigen die Zotten, diese können sogar ganz verkümmern. Sie können sich sicherlich vorstellen, daß das eine schlechte Voraussetzung ist, damit wir unsere Lebensbausteine aufnehmen können.

Durch Gärung und schleimbildende Nahrung werden die Darmzotten des Dünndarms geschädigt

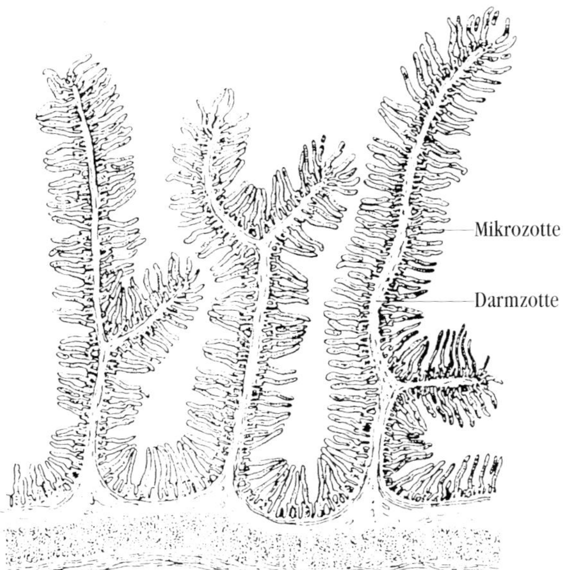

Die Darmzotten des Dünndarms

Der Dickdarm *(Vata)*

Der Dickdarm hat die Aufgabe, dem Rest des Breis wieder das Wasser zu entziehen, bis ein fester, wohlgeformter Stuhl dabei herauskommt, deshalb braucht er keine Zotten mehr. Er muß auch andere wichtige Substanzen wieder zurück in den Körper aufnehmen, damit uns nichts Wichtiges verlorengeht.

Anaerobe Bakterien sind die Voraussetzung für einen gesunden Darm

Im Bereich des Anus finden wir ein ausgeprägtes Venengeflecht, das uns bei Verstopfung Hämorrhoiden bescheren kann. In diesem Bereich ist der Enddarm fähig, Stoffe direkt in unseren venösen Blutkreislauf zu schleusen, d.h. sie werden an der entgiftenden Leber vorbeigeleitet. Deshalb wirken Zäpfchen so gut und direkt. In den vorhergehenden Teilen des Darms gelangen die aufgenommenen Stoffe ja erst in Blutgefäße, die direkt zur Leber führen. Wenn Sie ihren Stuhldrang zurückhalten, kann es passieren, daß aus ihm noch weitere Flüssigkeit herausgezogen wird. Die in dieser Flüssigkeit gelösten Stoffe werden dabei natürlich auch aufgenommen. So können Giftstoffe, die eigentlich ausgeschieden werden sollten, direkt in unseren Blutkreislauf hineingelangen.

Auch durch diese Art unachtsamen Umgangs mit uns selbst, bescheren wir uns eine Selbstvergiftung. Denken Sie deshalb unbedingt daran, immer sofort auf die Toilette zu gehen, wenn sie Stuhldrang haben!

Die Aufgaben von Bakterien in unserem Verdauungstrakt

Eine gesunde Besiedelung der Darmschleimhaut durch anaerobe (ohne Sauerstoff lebende) Bakterien ist ein unverzichtbarer Bestandteil der Schutzschicht des Darms.

Etwa ein Drittel der gesamten Stuhlmasse besteht aus Bakterien. Sie halten sich in fast allen Abschnitten des Darms auf. Ihre Konzentration nimmt vom unteren Abschnitt des Dünndarms zum Dickdarm ständig zu. Dort können bis zu 100 Billionen/ml Darminhalt auftreten. Die Vielfalt von ungefähr 400 verschiedenen Stämmen ist faszinierend. Sie helfen uns durch ihren Stoffwechsel, einen guten Boden herzustellen. Im Dickdarm produzieren sie für uns Vitamin K, Biotin, Folsäure, Vitamin B_1 und B_{12}.

Die Bakteriengruppen der Bifido-Bakterien und Bakterioides-Arten sind die zwei Hauptgruppen der natürlichen Darmbesiedelung. Sie halten sich gegenseitig im Gleichgewicht. Die Bifido-Bakterien gehören zur Säuerungsflora. Sie bilden aus Kohlenhydraten saure Säfte, die die Verdauung fördern. Die Bakterioidesarten helfen mit beim Abbauen von Kohlenhydraten und Eiweiß. Bei ihrer Art der Verdauung entstehen in unserem Darm Fäulnisprozesse. Beide Bakterienarten sind sogenannte Anaerobier, d.h. um leben zu können, dürfen sie nicht mit Sauerstoff in Verbindung kommen. Ihr gutes Wachstum ist außerdem von der Temperatur, vom Säuregehalt und den Nährstoffen des Darminhalts abhängig.

Wenn der Darm eine gute Besiedelung hat, können uns die krankmachenden Keime nichts anhaben

Andere Arten von anaeroben Bakterien der normalen Darmflora sind: Eubakterien, Enterokokken, Clostridien und Colibakterien. Colibakterien können ihren Stoffwechsel an Sauerstoff anpassen, sind aber normalerweise auch Anaerobier.

Diese natürliche Darmflora bildet also eine natürliche Barriere für uns gegen krankmachende Bakterien. Wenn der Darm eine gute Besiedelung hat, können uns die krankmachenden Keime nichts anhaben.

Die normale Flora eines Erwachsenen sieht folgendermaßen aus:

- Im Mund befinden sich Mono-, Diplo- und Streptokokken, sowie die Lactobakterien *acidophilus* und *fermenti.*
- Im Magen und Zwölffingerdarm befindet sich keine Bakterienflora.
- Im weiteren Dünndarm finden wir die Lactobakterien *acidophilus, salicarius, fermenti. Acidophilus* hält sich im Dünndarm auf und erzeugt ein leicht saures Millieu. Es verhindert weiterhin, daß Keime des Dickdarms sich im Dünndarm ausbreiten können.
- Der Dickdarm wird von den Hauptgruppen *Escherichia coli, Enterokokken, Bacterium putrificus, Bakterium saccharobutyricus* und den Lactobakterien *acidophilus, plantarum fermenti* besiedelt.

Colibakterien begünstigen die Fäulnis im Darm

Die Lactobakterien sind gesundheitsfördernd, weil sie einen voluminösen und gleitfähigen Stuhlgang ermöglichen. Sie halten den pH-Wert im Dickdarm auf 5,8. Das ist sehr wichtig, da ein saures Milieu keine Fäulnis im Darm hervorrufen läßt, bei der Gase entstehen. Colibakterien begünstigen die Fäulnis im Darm.

3. Nur ein sauberer Darm ist ein gesunder Darm

Wenn der Darm Alarm schlägt: Wie entstehen Schlacken und Schleim?

Unsere Ernährungsweise

Die Hauptursache ist bei einer Schlacken- und Schleimbildung in der falschen Ernährung zu suchen. Darunter sind die falsche Zusammensetzung der Speisen, Essen zum falschen Zeitpunkt, schlechtes Kauen und schleimproduzierende Nahrungsmittel, z.B. Milch, zu verstehen. Weiterhin spielt auch der potentielle Nährstoffgehalt eines Nahrungsmittels eine Rolle, d.h. inwieweit das, was wir essen, uns wirklich mit Nährstoffen versorgen kann. Die Frische des Gemüses, die Herstellung und der Umgang mit den Lebensmitteln und die Art der Zubereitung sind ebenfalls sehr wichtig. Wir werden weiter unten ausführlich darauf eingehen. Darüber hinaus ist bei jedem Typ das Verdauungsfeuer unterschiedlich stark, um aus der aufgenommenen Nahrung für uns einen Nährboden herzustellen. Bei einer falschen Ernährung kann das Verdauungsfeuer die Nahrung nicht verarbeiten. Durch Fäulnis und Gärung entstehen vermehrt Schlacken und Schleim.

Bei jedem Typ ist das Verdauungsfeuer unterschiedlich stark

Zu wenig Magensäure

Auch durch eine ungenügende Produktion von Magensäure kann sich eine Verschleimung des Magens, und somit eine schlechte Vorverdauung der Eiweiße, einstellen. Die gesamte Aufspaltung der Nahrung kann dann nicht ordnungsgemäß vonstatten gehen; es entstehen dabei Ablagerungen, und der Körper wird extrem belastet. Im Dickdarm entwickelt sich vermehrte Fäulnis, weil die ansässigen Bakterien den Zerfall vorantreiben wollen. Der Körper erleidet eine Unterversorgung mit Eiweißen.

Schwarzer Tee

Schwarzer Tee ist für uns nur gut verträglich, wenn wir ihn nicht lange ziehen lassen (bis zu 5 Min.) Seine Fermente gerben sonst unsere Darmschleimhaut, d.h. die oberste Schicht stirbt ab. Natürlich wird dadurch auch die Aufnahmefähigkeit des Darms vermindert.

Darmträgheit

Bei einer Funktionsstörung der Peristaltik kann der Speisebrei nicht weitertransportiert werden

Durch emotionale Prozesse, wie z.B. Vernachlässigung der eigenen Bedürfnisse, inneres Verkrampfen, Schrecksituationen, die nicht verarbeitet wurden usw. kann eine kurzzeitige oder auch langfristige Funktionsstörung der Peristaltik entstehen. Die Muskulatur des Darms ist dann wie starr, um der Situation entgegenzuwirken und einen Ausgleich zu schaffen. Dadurch wird der Speisebrei nicht weitertransportiert. Ein weiterer Anlaß, der zu Darmträgheit führt, ist eine unzureichende Aufnahme von Ballaststoffen. Sie wirken im Darm wie ein Besen und regen die Peristaltik an. Sind sie nicht genügend vorhanden, setzten sich die Schlacken und der durch die Nahrung hervorgerufene zähklebrige Schleim Schicht auf Schicht im Darm fest.

Der Darm kann sich nicht mehr so gut bewegen, und in der Folge bleibt der Kot liegen, anstatt weitertransportiert zu werden. Durch die lange Verweildauer entzieht der Dickdarm dem Stuhl immer mehr Flüssigkeit; auch die darin gelösten Bestandteile werden aufgenommen. Dazu gehören auch alle Giftstoffe, die zur Ausscheidung bestimmt waren. Teile des Stuhls setzen sich jetzt an den Wänden des Dickdarms fest. Es entstehen daraus hartnäckige Kotsteine, weil durch den engen Kontakt mit der Schleimhaut des Dickdarms die Flüssigkeit immer mehr entzogen wird. Solche Steine erzeugen eine starke Reizung der Darmwände, woraus sich Entzündungen bilden können. Daraus folgt, daß die Darmträgheit immer mehr zunimmt.

So wird es für uns verständlich, warum wir an Verstopfung leiden, selbst wenn wir 1-2 mal täglich Stuhlgang haben. Der aktuelle Kot bewegt sich dabei als dünner Brei inmitten eines ausgekleideten Darms. Die oben geschilderten Ablagerungen können in Form von Überzügen der Darmwände auftreten und Beschwerden hervorrufen. Der gesamte Stoffwechsel geriete dann in ein Ungleichgewicht.

Literaturtip:
Wolfgang Spiller,
»Dein Darm – Wurzel der Lebenskraft«,
Waldthausen Verlag

Welche Auswirkungen hat eine Verschlackung auf den Körper?

Wenn Ihr Darm verschlackt und verschleimt ist, fühlen Sie sich ständig müde, schlapp und ausgelaugt, da laufend eine Selbstvergiftung stattfindet. Durch die vermehrten Gärungsprozesse werden im Darm Fuselalkohole gebildet, die der Leber schaden und das Denkvermögen beeinträchtigen!

Die Selbstvergiftung wird durch Gifte hervorgerufen, die durch die geschädigte Darmwand unbemerkt hindurchtreten können. Bei einem zusätzlichen Pilzbefall des Darms können außerdem vermehrt Pilzgifte die Darmschranke passieren.

Dabei werden alle anderen Ausscheidungsorgane vermehrt gefordert, um die Giftstoffe aus dem Körper zu transportieren. Sollte das nicht mehr funktionieren, werden die Gifte einfach ins Bindegewebe eingelagert und akkumulieren sich dort. Um eine Ausscheidung herbeizuführen, können sich verschiedene Krankheiten bilden. In einem in den »Cahiers Medicaux« erschienenen Artikel gibt *Dr. Becher* eine Aufstellung jener Krankheiten, die unmittelbar auf Selbstvergiftung durch Darmschlacken zurückzuführen sind:[5] Leberzirrhose, Gelenkrheumatismus, perniziöse Anämie, chronische Ruhr, Rhinopathia, verschiedene Nervenentzündungen, verschiedene Allergien, Hypertrophien der Leber und der Milz, verschiedene psychische Störungen, Psychosen, Depressionen, gewisse Herzleiden, eine Unzahl von Hautkrankheiten, die Sehschärfe der Augen nimmt ab usw.

Bei Ablagerungen im Darm geraten die ayurvedischen Temperamente aus dem Gleichgewicht

Der Körper ist fortwährend in Alarmbereitschaft, weil er durch die Giftstoffe überfordert ist. Aufgrund der Ablagerungen, die den Darm reizen, läuft das Immunsystem auf Hochtouren. Die Temperamente sind völlig aus dem Gleichgewicht geraten. Kommt nun noch eine Kleinigkeit dazu, ist das Maß voll: wir bekommen Erkältungen, Allergien, Asthma usw. Die Haut entwickelt Ausschläge, Pickel und andere Symptome. Es können sich Hämorrhoiden und Kopfschmerzen einstellen. Mögliche hellbraune Flecken auf der Haut deuten auf eine Leberbelastung hin. Die Krankheiten entwickeln sich dort, wo wir unseren individuellen Schwachpunkt haben.

Chronische Verstopfung mit Ablagerungen rufen eine *Vata*-Störung hervor. Blähungen (Luft! zuviel *Vata*) und Gärungsprozesse sind dafür charakteristisch. Leider bemerken wir eine Verstopfung nicht immer, weil wir trotzdem regelmäßigen Stuhlgang haben können. Es wird dabei nur nicht alles ausgeschieden. Nach allgemeinen Erkenntissen der heutigen Medizin ist die häufigste Ursache beim Entstehen von Darmkrebs eine chronische Verstopfung, dieser entsteht dadurch, daß die Darmschleimhaut ständig gereizt wird. Es führt zur Irritationen der Schleimhaut und unter Umständen zu einer Entartung der Darmschleimhaut in Form von Krebs.

[5] *Dr. Becher, »Cahiers Medicaux«, 1973, S. 147*

Allergische Reaktionen

Die Abwehr im Darm wird normalerweise durch Bakterien aktiviert, die wir mit der Nahrung aufnehmen. Beim Verzehr von tierischem Eiweiß ist das auch der Fall, weil der Körper das Eiweiß als Fremdkörper identifiziert. In beiden Fällen sendet der Körper seine Abwehrzellen aus, um sich vor Krankheiten zu schützen. Der Dünndarm hat dafür ein spezielles Gewebe ausgebildet, das ständig Abwehrzellen produzieren kann. Zu diesem System gehört auch der Blinddarm. Hier ist der kleine wurmartige Fortsatz gemeint, der dem eigentlichen Blinddarm anhängt.

Auf manche Lebensmittel reagiert unser Körper mit vermehrter Abwehr

Es gibt Lebensmittel, auf die unser Körper mit vermehrter Abwehr reagiert. Es ist eine überschießende Reaktion auf das eigentlich harmlose Nahrungsmittel. Die Schleimhäute werden besser durchblutet und die Abwehrpatroullien des Darms aktiviert. Es entsteht eine Art Entzündung der Darmschleimhaut. Durch diesen Effekt können die Allergene besser in die Blutbahnen gelangen und sich an einer anderen Stelle des Körpers auswirken. Bei Entzündungen der Darmschleimhaut durch andere Einflüsse ist den Allergenen Tür und Tor geöffnet, und der gesamte Körper fängt an zu reagieren.

Rückvergiftung

Wenn der Dickdarm ein Depot von gärenden und faulenden (verwesenden) Kotresten darstellt, vergiftet der Mensch sich selbst. Die dort entstehenden Giftstoffe gelangen über das Blut in fast alle Körperteile und führen zu vielfältigen Krankheiten. Die Menge der Fäulnisproduktion hängt von der Verweildauer des Kotes im Darm ab, d.h. wie lange er braucht, um ausgeschieden zu werden. Dies ergibt sich aus der Passagezeit und Stagnation, die durch die o.g. Ursachen hervorgerufen wird. Das Zurückbehalten des Kots kann Tage bis Wochen dauern. Schleimiger Stuhl wird zu langsam befördert und deshalb im Dickdarm stärker entwässert . Dabei wird der Kot zähflüssig und klebrig und bleibt an den Darmwänden kleben. Viele solcher Schichten ergeben eine äußerst zähe gummiartige schwarze Substanz, die den gesamten Darm überziehen kann. Es genügt also nicht, alle 2-3 Tage Stuhlgang zu haben. Ein wirklich gut funktionierender Darm gibt 1-2 mal täglich Stuhlmasse ab.

Ist die Schleimhaut von Ablagerungen verkrustet, kann sie weder die optimale Resorptionsleistung erbringen, noch die innere Erde gut weitertransportieren. Wenn sich die Verweildauer im Darm zu lange ausdehnt und die Resorptionsfähigkeit des Dünndarms nachläßt, so daß im Dickdarm noch vermehrt Kohlenhydrate vorhanden sind, kommt es zur Gärung. Die Bakterien bekommen sehr viel zu fressen und setzen die Zuckerstoffe um. Dabei entstehen aus Kohlenhydraten Kohlendioxid und Alkohol (sogenannte Fuselalkohole). Durch vermehrte Fäulnis (Putrefikation) entstehen aus Proteinen übelriechende Stoffe (Indol und Ammoniak).

Der Darm hat weitreichende Auswirkungen auf unseren gesamten Organismus

Der Einfluß des Darms auf andere Organe

Der Darm hat weitreichende Auswirkungen auf unseren gesamten Organismus und dadurch auch auf unser geistiges und seelisches Gleichgewicht, weil bei dem Wachstum des Menschen im Mutterleib Verbindungen mit verschiedenen anderen Organen entstehen, die sich ein Leben lang nicht mehr lösen. Vom Darm besteht über Reflexzonen eine Verbindung zu allen anderen Organen unseres Körpers, wie wir das auch bei unseren Füßen und Händen sehen können (siehe Schaubild auf Seite 44).

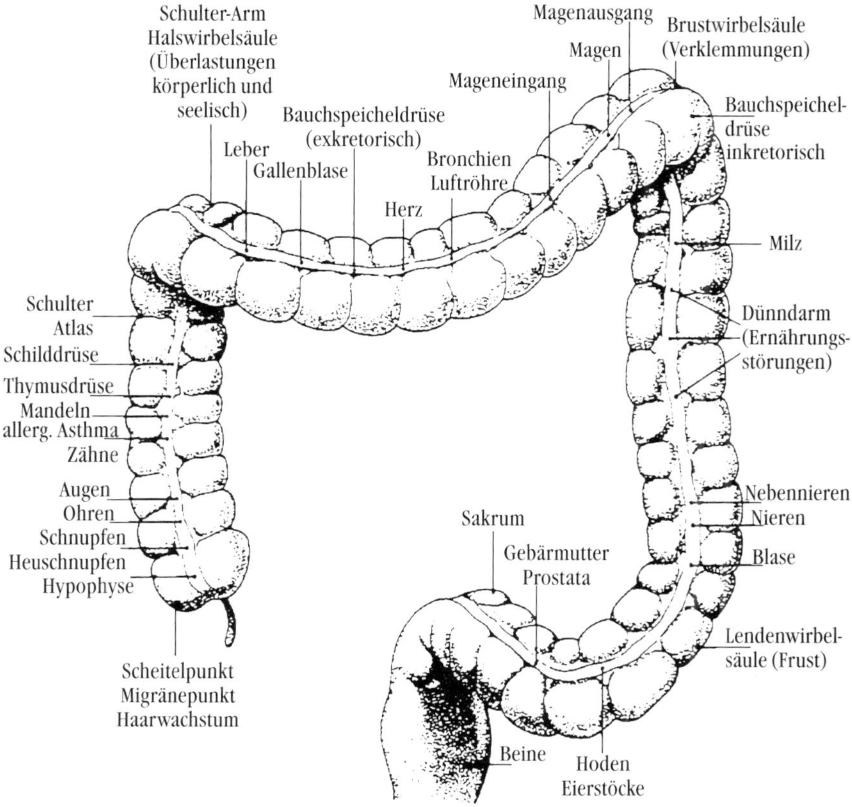

Reflexzonen des Dickdarms

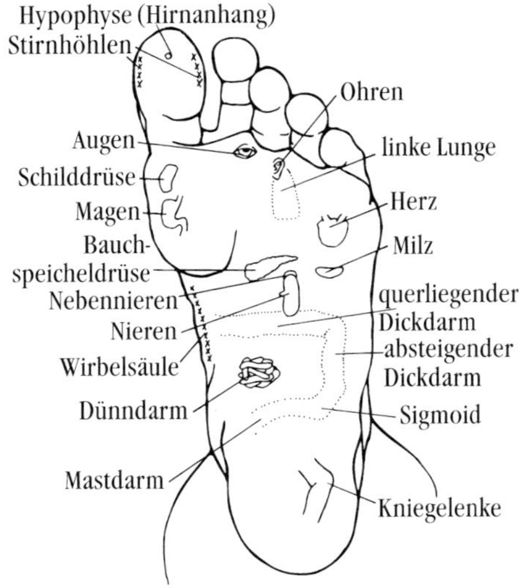

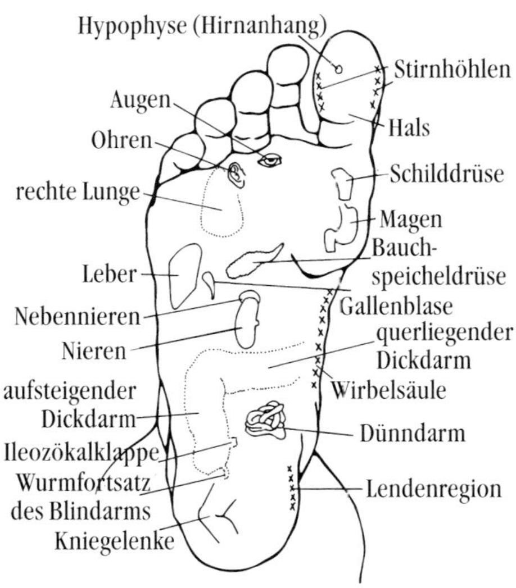

Reflexzonen der Füße

Man kann durch die Entwicklungsgschichte besser verstehen, warum bestimmte Organe direkt aufeinander einwirken. Denn dadurch, daß sich ein Organ aus dem anderen entwickelt, bestehen direkte gegenseitige Verbindungen, die sich ihr Leben lang nicht lösen. So wie ein Kind immer eine innere Beziehung zu seinen Eltern hat.

Während der dritten Woche der embryonalen Entwicklung entsteht die Grundlage des Darms aus Schichtung, Fältelungen und Bördelungen von Zelllagen. Zuerst entwickeln sich der Magen und der Dünndarm, zum Schluß der Dickdarm. Der gesamte Darmtrakt durchzieht den Embryo wie ein Rohr. Es bilden sich dann in dieser frühen Phase der Entwicklung des Primitivdarms aus seinen Knospen Mittelohr und Mandeln, Schilddrüse, Nebenschilddrüse, Thymusdrüse, die Lungen, Leber und die Bauchspeicheldrüse.[6]

Neben dem Darm und den Nieren sind auch die Lunge und die Haut Ausscheidungsorgane

Später gehen aus dem Darm die Nieren und die Blase hervor. Unser Darm, die Lunge und die Niere haben also direkte Verbindungen miteinander. Sie bilden zusammen mit der Haut unsere Ausscheidungsorgane. Über sie können die Giftstoffe, Abfallprodukte und Schlacken aus dem Körper transportiert werden, die bei den normalen Stoffwechselvorgängen der einzelnen Zellen des Körpers entstehen. Die Leber wandelt aufgenommene Giftstoffe um, damit sie mit der Galle wieder ausgeschieden werden können. Durch die Galle werden auch Stoffwechselabbauprodukte, die der Körper nicht mehr braucht und ihm sogar zu viel werden würden, ausgeschieden. Eine ähnliche Aufgabe hat die Niere. Beide Organe sind dafür verantwortlich, daß krankmachende Stoffe aus unserem Körper transportiert werden. Der Darm ist schon Außen-

[6] *Prof. Dr. K.-U. Benner, »Der Körper des Menschen«, Weltbild Verlag, 1995, S. 145/146*

welt. Über den Schweiß können wir ebenfalls Giftstoffe ausscheiden. Deshalb kann es sein, daß bei Überlastung der anderen Organe Schlacken vermehrt über die Haut aus dem Körper transportiert werden. Dabei entsteht unter Mitwirkung von Bakterien dann das Phänomen des übelriechenden Körpergeruches.

Bei diesem Thema möchte ich Sie auf die Auswirkungen des Rauchens aufmerksam machen. Durch Rauchen wird die Lunge ständig mit Giftstoffen belastet. Der Darm und die Haut müssen dann mehr Arbeit leisten, um die Giftstoffe wieder aus dem Körper herauszutransportieren. Die Darmreinigung wird erst dann sinnvoll, wenn Sie liebevoller mit sich umgehen lernen und mit dem Rauchen aufhören.

Viele Erkrankungen entwickeln sich aus einer Darmverschlackung

Es ist leicht nachvollziehbar, warum es so wichtig ist, einen gut funktionierenden Darm zu haben, der frei von Ablagerungen ist. Viele Erkrankungen entwickeln sich aus einer Darmverschlackung. All die genannten Organe werden durch die Verbindungen, die untereinander bestehen, in Mitleidenschaft gezogen. Eine Reizung der Darmwand an einer bestimmten Stelle wirkt wie ein Funksignal auf das Organ, welches mit diesem Bereich in Verbindung steht (siehe Reflexzonentafel). Im Laufe der Zeit wird es dann durch diese Signale irritiert und beginnt darauf zu reagieren. Es entsteht eine Krankheit.

4. Darmreinigung nach ayurvedischen Prinzipien

Warum eine regelmäßige Darmreinigung so wichtig für uns ist

Unser Darm hat leider nur eine geringe Fähigkeit, sich selbst von festsitzenden Ablagerungen zu reinigen. Wir müssen ihm durch Fasten oder andere Maßnahmen, wie z.B. Darmreinigung nach Ayurveda, die Möglichkeit geben, sich wieder zu regenerieren, damit er voll funktionsfähig bleibt.

Durch die heutzutage aufgenommene Nahrung entstehen Schlacken und Schleim. In den unzähligen kleinen Winkeln des Verdauungstraktes, die durch seine Fältelungen, die Darmzotten und kleinsten Mikrozotten entstehen, können sich, wie bereits geschildert, Ablagerungen bilden. Der Zugang der Darmzotten zum Nährboden wird immer schwieriger. Durch all diese Einwirkungen verliert der Darm im Laufe der Zeit die Fähigkeit, neue Mikrozotten auszubilden. Dies tut er normalerweise ständig, weil seine Schleimhaut extrem belastet wird und die abgestorbenen Zellen mit zu einer guten Verdauung beitragen.

Unser Darm braucht unsere Unterstützung, um funktionstüchtig zu bleiben

Die Darmwand-Auskleidung durch Schlacken und alten Kotresten führen zu Ausbuchtungen im Dickdarm. Dadurch können sich Taschen bilden, die Kot enthalten, der nicht mehr ausgeschieden werden kann. Es entsteht dadurch ein starker Druck. Teile des Darms können sogar als »Bruch« durch die Bauchwand quellen. Manche Teile des Darms können kollabieren, d.h. sie erschlaffen völlig und hängen somit durch. Umgekehrt kann es passieren, daß der Darm spastisch wird, d.h. sich verkrampft. In beiden Fällen ist ein Transport der Kotmassen nicht mehr möglich. Es bilden sich dadurch kleinere Ausstülpungen (Divertikel), die sich entzünden können.

Hämorrhoiden sind ein Zeichen für zuviel Pitta

Im Enddarmbreich bilden sich durch eine schlechte Beschaffenheit des Bindegewebes leicht Hämorrhoiden, wenn während des Stuhlganges zu lange gedrückt werden muß, um den Kot auszuscheiden. Hämorrhoiden sind Krampfadern im Afterbereich, die anschwellen. Sie verschwinden nach einer Darmreinigung und allgemeiner Entgiftung völlig. Hämorrhoiden sind ein Zeichen für zuviel *Pitta,* d.h. es ist ein unsachgemäßer Umgang mit dem Feuerelement, besonders mit dem Thema Willenskraft und Durchsetzungsvermögen.

Wenn der Darm wieder entschlackt ist und alle Behinderungen ausgeräumt sind, regeneriert er sich sehr schnell wieder. Seine Schleimhaut bildet neue Mikrozotten. Die Nahrungsaufnahme ist wieder zu 100% möglich. Durch den sauberen Darm entsteht eine Sogwirkung auf die Gifte im Körper. So können die Schlacken aus dem Körper in den Darm abtransportiert und ausgeschieden werden.

In unserer heutigen Zeit ist es besonders wichtig, regelmäßig eine Darmreinigung durchzuführen, weil wir uns nicht so natürlich ernähren können, daß keine Ablagerungen entstehen. Wenn man sich nur an einem Tag falsch ernährt, ist bereits alles wieder im Ungleichgewicht, und es braucht einige Zeit, um die Balance wieder herzustellen.

Ayurveda wendet gern eine Darmreinigung an, um eine Therapie einzuleiten. Für die Yogis ist es das A und O, um sich körperlich fit zu fühlen und nicht zu altern. Durch die Ausleitung über den Darm erfährt der Körper eine Umstimmung, die Schlacken werden entfernt. So ist ein guter Boden geschaffen für Heilung und Gesundheit. Es wird empfohlen, das ayurvedische Cleaning (*Shank prakshalana*) zu jedem Jahreszeitenwechsel durchzuführen. Unserer Erfahrung nach ist es am besten, die Reinigung jeweils im Frühjahr und Herbst durchzuführen; danach haben Sie keine Infekte mehr.

Welche verschiedenen Arten der Darmreinigung gibt es?

Im Ayurveda gibt es verschiedene Mittel und Wege, um den Darm zu reinigen.

Einläufe werden mit Wasser oder mit Öl gemacht. Man kann damit hervorragende Ergebnisse erzielen. Allerdings ist diese Art der Anwendung nur im Rahmen einer ayurvedischen Kur gut. Diese Anwendungen wären sonst sehr einseitig, weil der ganze Körper entgiftet werden soll, und dazu sind Ölmassagen und andere Methoden einfach notwendig. Durch die Einläufe wird nur der Dickdarm gereinigt und nicht der gesamte Verdauungstrakt. Ablagerungen in Magen und Dünndarm bleiben unberührt. Für den Magen wird im Ayurveda künstliches Erbrechen empfohlen. Manche Menschen können dieses Verfahren allerdings nicht anwenden, weil bei ihnen der Würgereflex kein Erbrechen hervorruft. Außerdem besteht bei vielen Menschen ein großer innerer Widerstand, sich zu übergeben.

Abführmittel sind ein weiterer Weg, der von Ayurveda empfohlen wird, um den Darm zu reinigen. Diese stören aber den normalen Rhythmus des Darms. Außerdem wirken sie nur oberflächlich, und man gewöhnt sich sehr schnell an sie. Hinterher ist der Darm genauso träge wie vorher. Der alte Kot muß aber Schicht für Schicht abgetragen werden, und das können Abführmittel nicht bewirken. Normalerweise wirken diese nur auf den Dickdarm ein. In hohen Dosen verabreicht, wie im Ayurveda praktiziert, wird aber auch der Dünndarm mit gereizt und zur Ausscheidung veranlaßt.

Colon-Hydro-Therapie*: Diese reinigt ausschließlich den Dickdarm. Die reinen Wasseranwendungen bringen die Tem-

Literaturtip: Dr. med. Thomas Schultz-Wittner u.a., »Das Buch der ganzheitlichen Darmsanierung – Gesund durch Colon-Hydro-Therapie«, Fit fürs Leben-Verlag, 1997

peramente aus ihrem Gleichgewicht. Außerdem können Sie diese Art der Darmreinigung nicht allein zu Hause durchführen. Es wird dabei Wasser mit leichtem Druck in den Darm gepumpt und gleichzeitig können durch einen anderen Schlauch die Ablagerungen herausgeleitet werden. Dieses Verfahren muß unter medizinischer Beobachtung geschehen.

Malashudi churna ist eine alte indische Rezeptur, die den gesamten Verdauungstrakt sanft reinigt

Ayurvedisches Cleaning ist eine alte indische Rezeptur (*Malashudi churna*-Pulver), die den gesamten Verdauungstrakt sanft reinigt. Das Pulver wird mit Wasser verdünnt und getrunken. Yogaübungen helfen bei der Reinigung und Durchschleusung des Darms. Bei der Durchführung dieser großen Reinigung tritt kein Gewöhnungseffekt ein. Der eigene Rhythmus wird dabei auch nicht gestört, ebensowenig wie die Darmflora. Es ist sehr leicht zu Hause durchzuführen. Ursprünglich wurde es konzipiert, damit sich der zurückgezogene Yogi allein gesund erhalten konnte. In manchen ayurvedischen Kliniken Indiens wird es zusammen mit anderen ayurvedischen Heilmethoden angewendet. Der Verdauungstrakt wird vollständig von seinen Schlacken befreit. Durch den Genuß von Reis mit sehr viel Butter oder *Ghee* (Butterschmalz) nach dem Cleaning, wird dem möglichen Ungleichgewicht der Temperamente entgegengewirkt.[7]

Wann ist eine ayurvedische Darmreinigung zu empfehlen?

Eine Darmreinigung wird vor allem denjenigen Menschen empfohlen, die zuviel *Vata* im Darm haben. Dies äußert sich durch Blähungen und abgehende Winde. Bei knotigem Kot

[7] Nicole Eschmann, »Darmreinigung nach altem indischen Vorbild«, Fit fürs Leben-Magazin, Nr. 6/1996, S. 6

und bei kolikartigen Schmerzen sollte ebenfalls eine Darmreinigung durchgeführt werden. Grundsätzlich wird sie bei allen Störungen der Temperamente empfohlen. Sie können das auch an der Beschaffenheit ihres Stuhls ablesen:

Die Temperamente sind gestört, wie sieht der Stuhlgang aus? Eine starke *Vata*-Überhöhung finden wir bei hartem, trockenem, grobkörnigem, grauem oder schwarzem Stuhl. Bei grünlichem und/oder flüssigem Stuhl ist *Pitta* im Ungleichgewicht. Ein Übermaß an *Kapha* zeigt sich durch einen weißlichen, klebrigen, mit Schleim vermischten Stuhl.

Farbe und Form des Stuhls geben uns Aufschluß darüber wie unser humorales Gleichgewicht beschaffen ist. Außerdem sollten Sie mindestens ein- bis zweimal täglich Stuhlgang haben. Dabei sollte dieser leicht abzusetzen sein, weich, wohl geformt und von kräftig brauner Farbe. Stundenlanges Sitzen auf der Toilette verweist auf eine Störung des Darms und der Temperamente. Der Stuhl sollte nicht hart sein. Ist er flüssig und hat einen fauligen Geruch, ist das auch ein Hinweis auf ein Ungleichgewicht der Temperamente.

Eine Darmreinigung ist vor allem Vata-Typen zu empfehlen

Eine ayurvedische Darmreinigung hilft bei Appetitlosigkeit, und vielen anderen Störungen des Verdauungstraktes. Empfohlen wird es bei Blässe, Antriebslosigkeit, wenn die Blutzusammensetzung im Ungleichgewicht ist sowie für diejenigen, die häufig unter Fieber leiden oder Probleme mit der Haut haben. Für Menschen, die unter ständiger Verstopfung leiden. Auch ältere Menschen können diese Reinigung durchführen. Zu achten ist hier auf eine gute Funktionstüchtigkeit des Herzens und des Kreislaufs. Außerdem darf eine medikamentöse Einstellung dadurch nicht beeinträchtigt werden. (Fragen Sie dazu bitte Ihren behandelnden Arzt)

Wer sollte eine Reinigung des Darms nicht durchführen?

Das Malashudi churna-Pulver besteht aus Meersalz und verschiedenen ayurvedischen Kräutern

Wer an Magengeschwüren, Colitis ulcerosa, Morbus Crohn, oder anderen Arten der Darmentzündung im akuten Stadium leidet, sollte diese Reinigung nicht durchführen. Ebenso ist bei Krebs oder Darmtuberkulose davon abzuraten. Bluthochdruck, Nierenleiden sowie eine Blinddarmentzündung sind ebenfalls Gegenindikationen. Ungünstig ist es auch, wenn ein Mensch gerade sehr kraftlos ist, z.B. in der Rekonvaleszenz nach einer schweren Krankheit. Warten Sie dann lieber noch ein paar Wochen ab, bevor Sie das Cleaning durchführen. Alte Menschen, die sehr gebrechlich und schwach auf den Beinen sind, ist die ayurvedische Darmreinigung ebenfalls nicht zu empfehlen.

Wenn Sie Zweifel haben, fragen Sie Ihren Arzt oder Heilpraktiker. Falls diese damit nicht vertraut sind, können Sie sich auch an die Autoren wenden (siehe Kontaktadressen auf Seite 119).

Ayurvedisches Cleaning mit dem *Malashudi churna*-Pulver

Das ayurvedische Cleaning, *Shank prakshalana,* mit dem *Malashudi churna*-Pulver besteht aus Meersalz und verschiedenen Kräutern, die die Leber und die Nieren bei ihrer Tätigkeit stimulieren und den gesamten Ausscheidungsprozeß fördern. Das Meersalz wirkt desinfizierend und reinigend auf die Darmschleimhaut. Der Salzgehalt liegt unter der physiologischen Kochsalzkonzentration des Blutes. Als wässrige Lösung bewirkt das Salz, daß die Flüssigkeit durch den Darm geschleust werden kann.

Das in Wasser gelöste Pulver wird getrunken. Die durchfließende Flüssigkeit bewegt sich dann spiralförmig durch den Darm. Gut beobachten kann man diese Fließbewegung beim Abfließen von Wasser aus einem Becken in den Ausguß. Genauso fließt diese Flüssigkeit durch den Darm und reinigt ihn. Dadurch werden auch die alten, verhärteten Schleimreste und Krusten abgetragen.

Sanfte Yogaübungen schleusen den Aufguß durch den gesamten Darmtrakt. Sie sind sehr leicht von jedem durchzuführen, auch für ungeübte und ältere Menschen. Die Übungen tragen dazu bei, daß die Flüssigkeit nicht über die Darmwand aufgenommen und über Nieren und Blase ausgeschieden wird, sondern auf direktem Weg den Darm wieder verläßt. Der Verdauungstrakt muß dabei keine eigene Transportleistung der Flüssigkeit ausführen. Das bewirkt, daß die Darmmuskulatur ihren eigenen Bewegungsrhythmus beibehalten kann. Deshalb ist es hinterher auch leichter, wieder mit einer normalen Ernährung fortzufahren.

Menschen mit Vata-Problemen sollten nach dem Cleaning einen Öleinlauf machen

Die Durchführung einer Reinigung dauert so lange, bis die Kräuter-Salz-Mischung genauso klar ausgeschieden wird wie sie aufgenommen wurde. In der Regel ist der gewünschte Effekt nach ein bis zwei Stunden erzielt.

Das Salz kann auf den Darm austrocknend wirken. Deshalb ist es sehr wichtig, nach der Reinigung genügend Fett zu sich zu nehmen. Für Menschen mit großen *Vata*-Problemen empfiehlt es sich am Tag vor und direkt nach der Reinigung z.B. einen Öleinlauf zu machen (240 ml Sesamöl mit einem Klistier). Oder Sie nehmen 160 ml Milch, fügen zu gleichen Teilen Honig, Öl und Butterschmalz hinzu, so daß insgesamt 240 ml entstehen und rühren gut um. Diese fettige Klistierflüssigkeit sollte länger im Darm verweilen (1-7 Stunden), damit sie ihre optimale Wirkung entfalten kann.[8]

Die ayurvedische Reinigung muß öfter durchgeführt werden, um ein gutes Ergebnis zu erzielen. Es hat sich gezeigt, daß eine dreimalige Anwendung, mit einem Abstand von einer Woche zwischen den Cleanings, am wirksamsten ist. Am besten reinigen Sie an mehreren aufeinanderfolgenden Wochenenden.

Viele Menschen fühlen sich nach dem ersten Cleaning als ob sie mit neuer Energie aufgeladen wären. Sie fühlen sich frisch und munter, besonders in der Woche nach der Durchführung. Altersflecken verschwinden, andere Ablagerungen aus dem Bindegewebe werden abtransportiert. Die Haut ist straffer, und die Augen sind klarer. Anderen Menschen geht es nach dem ersten Cleaning erst einmal nicht so gut. Die Entscheidung zum wirklichen Loslassen muß noch getroffen werden. Manchmal stellt sich erst nach dem dritten Cleaning ein hervorragender Reinigungsprozeß ein. Jetzt wird die Haut klar, das Gemüt wach, und eine neue Dynamik baut sich auf.

Eine ungestörte Atmosphäre ist bei dem ayurvedischen Cleaning zu Hause sehr wichtig

So wird die ayurvedische Darmreinigung durchgeführt

Suchen sie sich einen Tag aus, an dem Sie viel Ruhe zu Hause haben. Nur Sie selbst sind in dieser Zeit wichtig. Essen Sie am Vorabend wenig oder nichts, und verzichten Sie am Reinigungstag auch auf das Frühstück. Beginnen Sie die große Reinigung am Vormittag, weil in dieser Zeit die Ausscheidungsfähigkeit des Darms am größten ist.

[8] *Dr. med. Vinod Verma, »Gesund und Vital durch Ayurveda«, O. W. Barth Verlag, 1995, S. 131*

Kochen Sie vor der großen Reinigung weißen Reis, damit Sie ihn nach dem Cleaning essen können. Fügen Sie dem Reis ca. 40 g Butter oder *Geeh* (Butterschmalz) hinzu, damit der Darm nach der Reinigung wieder genügend Fett bekommt, um der Austrocknung entgegenzuwirken und die Temperamente auszugleichen. Der Reis wird nicht gesalzen und darf auch nicht scharf gewürzt werden.

Nach dem Trinken der Kräuter-Salz-Mischung wird weißer Reis gegessen

Sie nehmen das *Malashudi churna*-Pulver und lösen es in 5 Liter kochendem Wasser auf. Lassen Sie es 5 Minuten aufkochen und gießen es durch ein Sieb ab. Jetzt kommt es darauf an, die Flüssigkeit körperwarm zu halten. Da diese direkt in den Darm läuft, kommt es zu Schweißausbrüchen, wenn die Flüssigkeit zu warm ist, oder Kälteschauern, wenn sie zu kalt ist. Trinken Sie dann in aller Ruhe die erste Tasse von ca. einem Liter. Danach werden sofort die beschriebenen Yogaübungen durchgeführt. In dieser Weise fahren Sie solange fort, bis die sechste Tasse getrunken ist. Anschließend gehen Sie das erste Mal auf die Toilette. Nach dem Absetzen des Stuhls trinken Sie wieder eine Tasse mit Flüssigkeit und führen die Übungen durch. Normalerweise stellt sich jetzt nach jeder Phase ein Stuhldrang ein.

Dem Durst, den Sie möglicherweise verspüren, müssen Sie standhalten, bis Sie die erste Portion Reis gegessen haben. Erst dann schließt sich der Magenpförtner wieder und die nachkommende Flüssigkeit kann nicht mehr in den Darm gelangen. Das Cleaning ist beendet, wenn die getrunkene Flüssigkeit ebenso klar unten wieder herauskommt, wie sie aufgenommen wurde. Essen Sie dann für den Rest des Tages nur Reis mit Butter oder Butterschmalz. Am nächsten Tag werden Sie einen goldgelben, geruchlosen Stuhlgang haben wie bei einem Baby. Gut ist es, wenn Sie die nächsten drei Tage keine tierischen Produkte zu sich nehmen, so daß der Darm noch eine Ruhepause bekommt.

Zwischen den Trinkphasen führen Sie zügig nacheinander die folgenden Yogaübungen durch:

1. **Yogaübung:** Man steht aufrecht, die Beine sind schulterbreit auseinandergestellt. Nun werden die Hände gefaltet und nach oben gehalten. Der Rücken wird gut durchgestreckt. Jetzt wird der Oberkörper nach rechts und nach links hin und her geneigt. Dehnen Sie sich seitlich nur so weit, bis Sie eine angenehme Spannung in der gedehnten Seite verspüren. Diese Doppelbewegung wird 4 x durchgeführt. Diese Übung bewirkt eine Öffnung des Magenpförtners, so daß die Flüssigkeit in den Dünndarm gelangen kann.

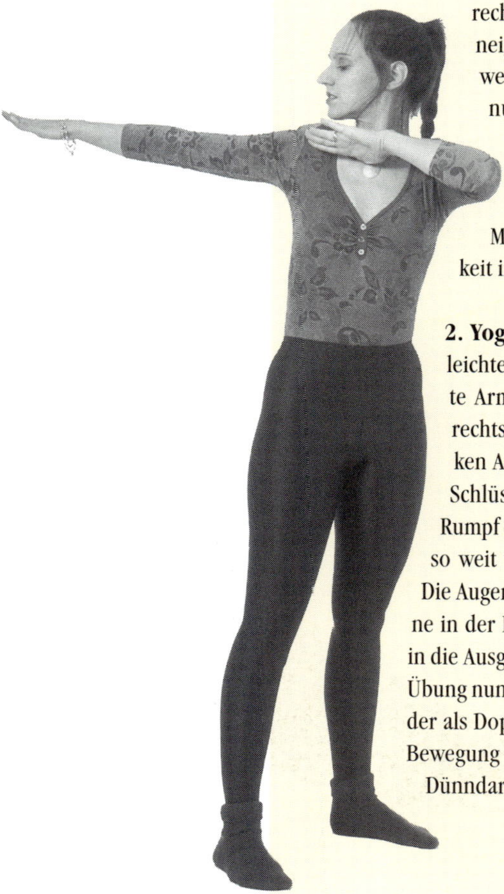

2. Yogaübung: Wiederum im Stehen und leichter Grätschstellung wird erst der rechte Arm in der Horizontalen seitlich nach rechts gestreckt (siehe Foto). Nun den linken Arm so beugen, daß der Daumen das Schlüsselbein rechts berührt. Jetzt den Rumpf drehen und den ausgestreckten Arm so weit wie möglich nach hinten bewegen. Die Augen folgen den Fingerspitzen nach. Ohne in der Bewegung innezuhalten, kehrt man in die Ausgangsstellung zurück und führt diese Übung nun nach links aus. Die Übung wird wieder als Doppelbewegung 4 x ausgeführt. Diese Bewegung schleust die Flüssigkeit durch den Dünndarm.

3. **Yogaübung:** Begeben Sie sich in eine liegestützähnliche Position. Die Arme sind aber durchgestreckt, so daß unser Oberkörper aufrecht ist, der Rücken durchgebogen und Sie geradeaus blicken können. In dieser Ausgangsstellung berühren nur die Handflächen und die Fußballen den Boden. Dabei ist es ganz wichtig, daß Ihre Füße auch bei dieser Übung ca. 30 cm auseinander sind. Nun drehen Sie Ihren Kopf so herum, daß Sie hinten die gegenüberliegende Ferse anschauen können. Dabei drehen sich automatisch die Schultern und der gesamte Oberkörper mit. Ohne in der Bewegung innezuhalten, drehen Sie sich wieder in die Ausgangsstellung zurück und schauen sich anschließend die andere Ferse an. Diese Doppelbewegung wird ohne Pause 4 x wiederholt. Mittels dieser Bewegungen wird die Flüssigkeit durch den Dünndarm geleitet.

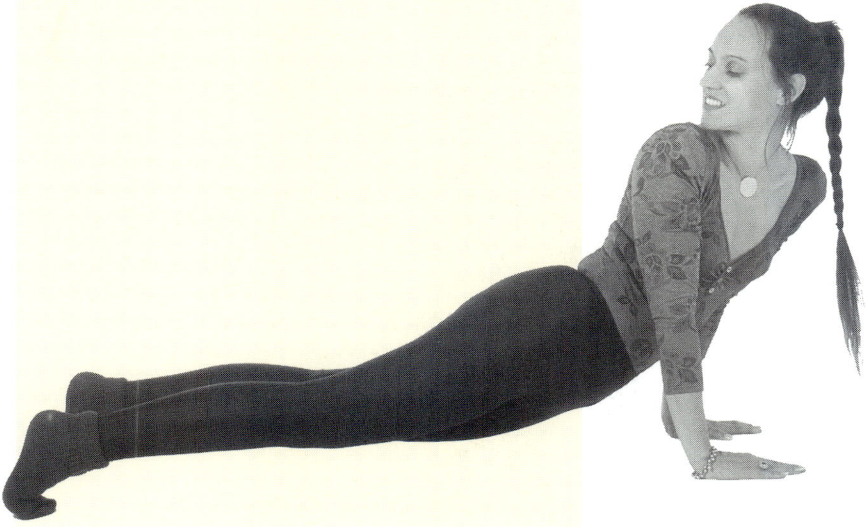

4. **Yogaübung:** Nehmen Sie eine Hockstellung ein. Die Füße sind ca. 30 cm weit auseinander. Die Fersen befinden sich in dieser Haltung seitlich außerhalb der Oberschenkel. Die Hände ruhen auf den ungefähr 50 cm gespreizten Knien. Wenn Sie diese Ausgangsstellung eingenommen haben, wird der Oberkörper nach rechts gedreht und dabei das linke Knie vor den gegenüberliegenden Fuß auf den Boden aufgesetzt. Der Kopf dreht sich zur linken Schulter, und Sie schauen hinter sich. Das rechte Bein wird dann gegen den Bauch gepreßt. Dabei sollte der Rippenbogen nicht berührt werden. Wieder in die Ausgangsstellung zurückkommen. Dasselbe dann in die andere Richtung mit dem rechten Knie. Es empfiehlt sich, mit dem linken Bein anzufangen, damit zuerst die rechte Seite gepreßt wird. Der Dickdarm verläuft von rechts nach links und es ist gut, wenn wir in diese Verlaufsrichtung arbeiten. Falls Sie bei dieser Übung Schwierigkeiten haben, einen Druck auf den Bauch auszuüben, nehmen Sie sich einfach ein hartes Kissen zur Hilfe und legen es zwischen Knie und Bauch. Wer Probleme mit den Knien hat, kann sich ein Kissen unterlegen. Diese Übung wird als Doppelbewegung 4 x durchgeführt. Sie bewirkt die Durchschleusung der Flüssigkeit durch den Dickdarm.

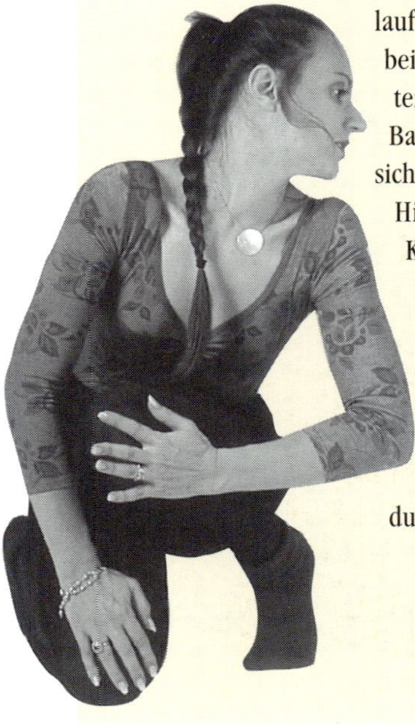

5. **Yogaübung** als Alternative zur vierten Übung. Sie setzen sich auf den Boden, strecken Ihr linkes Bein aus und winkeln das rechte Bein an. Strecken Sie den Rücken leicht nach hinten durch. Der Oberkörper wird jetzt zur rechten Seite gedreht. Dann greifen Sie mit dem Arm über das angewinkelte Knie, ergreifen den rechten Fuß oder das gestreckte Knie und üben dadurch mit dem angewinkelten rechten Bein einen Druck auf den rechten Unterbauch aus. Vermeiden Sie es, mit Ihrem Bein die Rippen zu berühren. Das Ganze wird jetzt mit dem anderen Bein durchgeführt. Diese Übung führen Sie ebenfalls 4 x zu jeder Seite aus. Durch diese Übung werden die Gedärme massiert und die Ausscheidung angeregt.

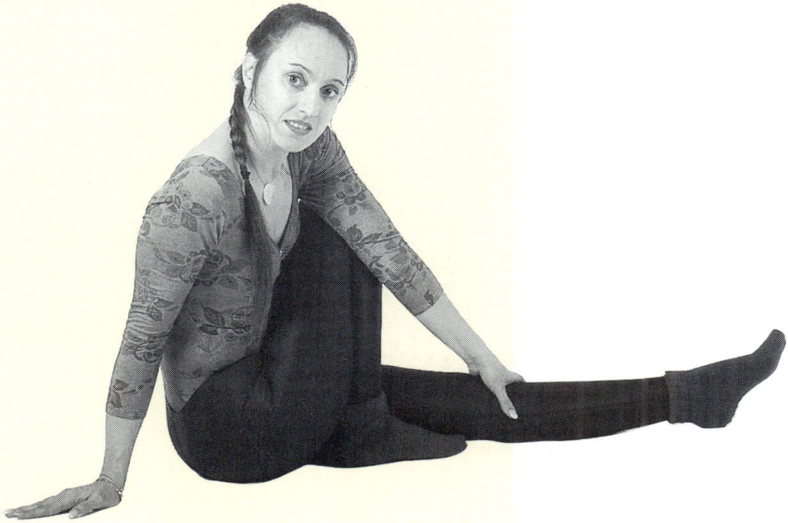

Eine tiefe Weisheit der Inder rät, sich in Geduld zu üben. Sie bringt uns dazu, die Dinge anders zu betrachten. So wird man feststellen, daß eine ayurvedische Kur eine gewisse Zeit braucht und wir mit uns sehr viel Geduld haben müssen. Währenddessen fangen wir an nachzudenken und zu empfinden. Es werden innere Prozesse in Gang gesetzt. Dabei geht es einem nicht immer gut, denn Heilung braucht ihre Zeit. *Heil sein bedeutet auch ganz sein.* Der Versuch, nur einen Teil des Menschen zu heilen wird immer fehlschlagen, weil wir nicht aus verschiedenen Einzelteilen bestehen, sondern ein Ganzes sind: Körper, Geist und Seele. So bedarf es zur eigenen Genesung immer einer inneren Auseinandersetzung. Dasselbe gilt auch für Ihren Darm. Ayurveda setzt sanfte, aber tiefgehende Heilmethoden ein. Man sagt ja auch »das Sanfte besiegt das Harte«, oder »steter Tropfen höhlt den Stein« ist auch ein sehr bekanntes Sprichwort. Es weist uns darauf hin, daß das weiche Wasser die Fähigkeit hat, einen Stein aufzulösen. Nehmen Sie sich auch Ihre Zeit und wenn Probleme auftreten, denken Sie an die Geduld.

Wenn Sie das erste Mal eine ayurvedische Kur durchführen, haben Sie Geduld mit sich

Wenn Probleme während des Cleanings auftreten

Nach dem 6. Durchgang beginnt die Reinigung nicht: Wiederholen Sie die Übungen noch einmal und machen dann mit lauwarmem Wasser einen Einlauf. In der Regel beginnt dann die große Reinigung. Fahren Sie mit der Durchführung fort: Trinken und Yogaübungen. Ist das nicht der Fall, wiederholen Sie nochmals die Übungen. Wenn auch dann noch nichts passiert, brechen Sie das Cleaning ab. Der Aufguß wird problemlos wie eine Suppe vom Körper verdaut.

Probleme beim Trinken: Es ist wichtig, daß Sie die Flüssigkeit nicht weiter mit Wasser verdünnen. Sie muß sehr salzig schmecken, sonst funktioniert das Cleaning nicht. Schneller trinken können Sie den Aufguß, wenn er körperwarm ist. Wenn er Ihnen zu salzig wird, halten Sie die Luft an und nehmen kleine Schlucke. Große Schlucke können Übelkeit erzeugen.

Übelkeit – Ein Problem durch Gasanstauungen im Darm: wenn Ihnen übel wird, atmen Sie tief durch. Wiederholen Sie vor allem die ersten beiden Yogaübungen. Achten Sie dabei auf Ihren Atem. Strecken Sie Ihren Rücken bei der ersten Übung so durch, daß der Bauch leicht angespannt ist. Wenn sie in der Dehnung sind, atmen Sie ein, beim Zurückgehen in die Ausgangsposition atmen Sie wieder aus. Die zweite Übung ist ebenfalls sehr hilfreich; achten Sie immer auf Ihren Atem. Das hilft Ihnen, die Gase loszuwerden. Gehen Sie nach den Übungen im Raum herum. Wenn es Ihnen immer noch nicht besser geht, dann setzen Sie sich auf den Boden, winkeln die Beine an und umarmen diese. So entsteht eine Kontraktion auf den Bauch. Pressen Sie die Beine während des Einatmens an den Bauch und lassen Sie beim Ausatmen wieder los. Machen Sie diese Bewegung ungefähr 8-10 mal. Danach gehen Sie wieder herum. In der Regel wird jetzt das Gas entweder durch Rülpsen oder Winde abgehen. Wahrscheinlich werden Sie dann auf die Toilette gehen müssen. Danach können Sie das Cleaning weiter durchführen.

Gase im Darm können Übelkeit hervorrufen

Mir geht es manchmal so, daß schon während der Yogaübungen die Ausscheidung heraus will. Ich gebe diesem Impuls dann nach. Für mich ist es eine wunderbare Art, meinen Darm zu reinigen. Ich habe festgestellt, daß danach bei einem Einlauf viel mehr Flüssigkeit vom Darm aufgenommen wird. Das spricht dafür, daß die Reinigung erfolgreich war.

5. Welche Nahrung schenkt uns Lebensfreude?

Dr. Devanando O. Weise

Die Hauptfehler in unserer Ernährung

Bevor wir auf die typgerechte, den Körper harmonisierende Ernährung aus Ayurveda eingehen, die uns nach der Darmreinigung Gesundheit und Lebensfreude schenkt, lassen Sie uns zu Beginn dieses Kapitels erst einmal Bilanz ziehen: Welches sind unsere Hauptfehler in der Ernährung?

Wir essen zuviel. Seit Jahrtausenden litten die Menschen, besonders in den Außertropen, wo eine kalte Jahreszeit das Pflanzenwachstum unterbricht, unter Hungersnöten. Erstes und entscheidendes Ziel der Ernährung war deshalb meist, die vielen hungrigen Mägen satt zu bekommen. Noch heute, wo sich das Blatt gewendet hat und bei uns so gut wie niemand mehr verhungert, essen die meisten Menschen zuviel. Das hat aber noch andere Gründe: Essen ist heutzutage für uns in erster Linie Lustbefriedigung. Wir essen, weil es uns schmeckt. Gutes Essen befriedigt, man fühlt sich angenommen, geliebt - *Liebe geht durch den Magen*. Mit einem vollen Bauch fühlt man sich sicher, rundum zufrieden, mit der Erde verbunden, geerdet - nichts kann einen so schnell umwerfen.

Mit einem vollen Bauch fühlen wir uns träge, aber zufrieden

Voll aber unzufrieden. Wenn wir besonders wach sein wollen - etwa vor einer wichtigen Besprechung - oder wenn wir sportliche Höchstleistungen erzielen wollen, dann essen wir kurz davor nur wenig - das kennen wir alle. Wir wissen, daß ein voller Bauch träge macht. Statt stark wasserhaltiger, leicht verdaulicher Lebensmittel wie Obst, Salat und Gemüse bevorzugen wir jedoch meist vor allem konzentrierte Nahrungsmittel wie Getreideprodukte, Fett und Fleischprodukte. Diese sind von Natur aus schwer verdaulich und geben deshalb besonders viel Schwere und das Gefühl, satt zu sein. Da sie jedoch arm an wesentlichen Inhaltsstoffen sind, an Vitalstoffen wie Vitaminen, Enzymen, Mineralien und Spurenelementen, fühlen Sie sich auch nach einer üppigen Mahlzeit mit diesen denaturierten Nahrungsmitteln noch unzufrieden, weil Ihnen Wesentliches fehlt.

Die Qualität eines Nahrungsmittels ergibt sich aus der Information, die es liefert

Die Qualität eines Nahrungsmittels mißt sich nicht - wie die meisten Ernährungswissenschaftler glauben - an der Energiedichte, also der Menge an Energie je Gramm Nahrungsmittel. Sie mißt sich daran, wieviel Information ein Lebensmittel bei möglichst wenig Energie zu liefern imstande ist. Was meinen wir damit? Haben Sie schon einmal versucht, ohne Programm, ohne Software, mit einem Computer zu rechnen oder einen Text zu schreiben? Niemals kämen Sie auf die Idee, das fehlende Programm durch mehr elektrische Energie aus der Steckdose zu ersetzen! Und doch versuchen wir das ständig mit unserem Körper. Auch der menschliche Organismus braucht zum ordnungsgemäßen Funktionieren ständig Information und die liefern wir ihm in Form der Vitamine, Enzyme, Aromastoffe und der Informations-Strahlung der lebenden Zellen. Deshalb sind frische, rohe oder schonend gegarte Speisen so wichtig.

Wir essen falsch kombiniert und zur falschen Zeit. Die meisten Menschen essen zu verschiedene Nahrungsmittel gleichzeitig. Durch das wahllose Mischen der Nahrungsmittel innerhalb derselben Mahlzeit wird der Körper zu fast unmöglichen Aufgaben gezwungen. Er kann nicht alle Arten von Nahrungsbestandteilen zugleich ordentlich und ökonomisch verdauen - am schwierigsten ist es für den Organismus, wenn er gleichzeitig konzentrierte Kohlenhydrate, also zum Beispiel Nudeln, und konzentriertes Protein, also zum Beispiel Kalbsgeschnetzeltes, verdauen muß.

Das richtige Timing. Sie hören heutzutage so viel vom richtigen Timing, davon, daß man mit seiner Zeit ökonomisch umgehen, daß man planen soll und daß es für alles den richtigen Zeitpunkt gibt. Dies gilt auch für die Verdauung. Die Verdauungssäfte fließen nicht immer in stets gleichbleibender Zusammenstellung und Menge. Sie richten sich nach der Zusammensetzung der Speisen und vor allem nach der Tageszeit. Wenn Sie - wie weiter unten beschrieben - zur richtigen Zeit das Richtige essen, dann wird Ihr Körper seine Arbeit zu dem Zeitpunkt verrichten, an dem er am besten dazu geeignet ist.

Die Verdauung funktioniert dann gut, wenn Sie zur richtigen Zeit das Richtige essen

Wir essen schwer Verdauliches und Verwertbares. Die landesübliche Ernährung der sogenannten gutbürgerlichen Küche ist unökonomisch, weil sie Nahrungsmittel bevorzugt, die der menschliche Organismus nur unvollkommen oder mit großen Schwierigkeiten nutzen kann. Es gibt Nahrungsmittel, die er sozusagen im Handumdrehen verdaut und andere, mit denen er nur mühsam oder nur unvollständig fertig wird. Anders gesagt, es können viele Arten von Nahrungsmitteln den menschlichen Körper passieren. Einige lassen im Wesentlichen Vitalität, Energie, Lebensfreude und einen sauberen Körper zurück, und andere wiederum verbrauchen soviel Energie, daß der Körper ständig damit kämpfen muß. Wenn Sie sich schon ein wenig mit Ernährung befaßt haben, kennen Sie die Liste: Wir essen zuviel Fett, zu viele Kohlenhydrate (Zucker und Stärke) und zuviel tierisches Eiweiß (Protein).

Wir essen zuviel Gegartes. Sie essen wahrscheinlich zuviel erhitzte, gegarte Nahrung: Sie bekommen nicht genügend Vitalstoffe und damit Lebensenergie, es entgehen Ihnen die wesentlichen Träger des menschlichen Lebens: Information aus den lebenden Zellen, feinstoffliche Anregung von der Sonne und aus dem Kosmos. Durch Pasteurisieren, Kochen, Backen, Braten etc. wird die Nahrung denaturiert; sie verliert lebenswichtige Vitamine, Enzyme etc. Die Mineralien verlieren die Energieschwingungen, die benötigt werden, damit sie in die lebenden Zellen Ihres Organismus zweckentsprechend eingebaut werden können. Darum sollte Gemüse beim Verzehr noch knackig sein!

Einem verschlackten Darm fällt es schwer, Fremdstoffe auszuscheiden

Wir essen zu viele Fremdstoffe. Wir essen zuviel Nahrung, die Fremdstoffe aller Art enthält, die die physiologischen Prozesse beeinträchtigen und so rasch wie möglich ausgeschieden werden müssen. Denken Sie nur an die vielen Umweltgifte, die Rückstände aus der konventionellen Landwirtschaft, die zu Tausenden zugelassenen Zusatzstoffe aus der Lebensmittelindustrie und die zahlreichen Stoffe, die Sie noch selbst hinzufügen, wie zum Beispiel künstliche Süßstoffe etc. Hinzu kommen Geschmacksverstärker, die zahlreichen Genußgifte wie Tee, Kaffee, Alkohol und Schokolade sowie Medikamente, Präparate usw. Alle diese Stoffe üben Reize auf den Organismus aus, die sich überlagern und zum Teil widersprechen. Geben Sie Ihrem Körper die Chance, sich auf die Ausscheidung der vermeidbaren Fremdstoffe zu konzentrieren. Ein verschlackter Darm kann das nicht!

Wir essen zu viele tierische Produkte. Wir essen zuviel Fisch, Fleisch, Wurst und Eier. Dies ist ein ganz besonders ernster Punkt, weil wir damit nicht nur unserer körperlichen Gesundheit, sondern auch unseren geistigen, emotionalen und seelischen Bereichen sowie der gesamten Umwelt schaden. Es gibt jetzt schon mehr Schlachttiere auf der Welt als Menschen, und täglich werden Millionen getötet. Ihre Exkremente vergiften die Umwelt (die Luft und das Grundwasser) und sind ganz wesentlich am Waldsterben beteiligt. Beim Menschen verursachen die tierischen Produkte neben vielen anderen letztlich tödlichen Krankheiten, wie z.B. Herz- und Kreislaufproblemen, auch die stark verbreiteten Allergien und Immunschwächeerkrankungen. Die tierischen Produkte sind die schlimmsten Darmverschlacker! Soviel körperfremdes, tierisches Eiweiß, wie wir ihm heutzutage in den Industrienationen zumuten, kann der Organismus einfach nicht verkraften.

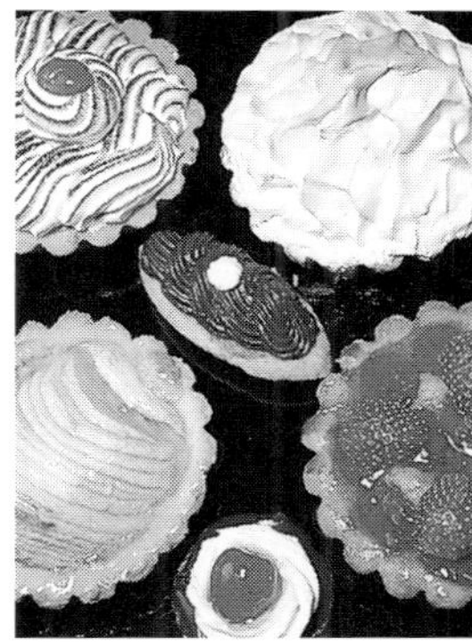

Zucker und Salz belasten den Magen und Darm

Wir naschen zuviel. Es wird eindeutig zuviel genascht – Süßes wie Salziges. Dies hat mehrere schädliche Folgen. Erstens werden diese süßen oder salzigen Knabbersachen oder die »himmlischen« Stückchen vom Bäcker zusätzlich zu den ohnehin schon reichlichen Mahlzeiten gegessen. Der Magen ist ständig mit irgend etwas belastet, neue Nahrung kommt meist schon wieder hinein, bevor er leer ist. Was glauben Sie, was sich da unten für ungewöhnliche Mischungen ergeben?
Zweitens ist dieses Übermaß an Zucker sehr gesundheitsschädlich – dies dürfte inzwischen schon fast jedem bekannt sein. Schließlich hat *Dr. Bruker* vor Jahren vor den höchsten deutschen Gerichten erfolgreich erstritten, daß man behaupten darf, daß Zucker krank macht.
Drittens ist Salz ebenfalls ein großes Problem für unsere Gesundheit. Die meisten Menschen salzen zuviel.
Viertens befinden sich unter den Naschsachen wahre Kalorienbomben, ich erinnere nur an die Kuchenstücke und an Nüsse. Und denken Sie daran: Die Hersteller von Knabberartikeln, die Sie zum Beispiel abends vor dem Fernseher essen, gestalten ihre Produkte so, daß das Sättigungszentrum im Gehirn außer Gefecht gesetzt wird und Sie zu völlig unkontrolliertem Konsum angeregt werden.

Unsere schädlichen Getränke. Ist Wasser nicht gut genug? Trinken ist ein wesentlicher Bestandteil unserer Nahrungsaufnahme – ohne Wasser könnten wir nicht lange existieren. Wasser trägt zu unserem inneren Gleichgewicht bei. Wasser ist wichtig, damit der Darm seine Funktionen optimal erfüllen kann. Sehr viele Menschen belasten Ihren Körper jedoch durch schädliche Getränke. Daß man sich mit alkoholischen

Getränken zurückhalten sollte, weiß heutzutage jedes Kind. Daß aber die vielen Limonaden, Säfte und Saftgetränke, die den Getränkemarkt beherrschen, auch schädlich sind, ist den meisten Menschen unbekannt. Bedenken Sie immer: Es handelt sich in jedem Fall um denaturierte, erhitzte Produkte, welche die wesentlichen Vitalstoffe entweder gar nicht oder nicht mehr in ausreichender Menge enthalten. Dafür finden sich Zucker und künstliche Geschmacks- und Aromastoffe oder z.B. Phosphorsäure in Hülle und Fülle. Wassertrinken hat bei uns einen niedrigen Prestigewert - *»das ist nur was für Gesundheitsapostel oder für Leute, die sich nichts Besseres leisten können«* sagte kürzlich eine Nachbarin zu mir. Dabei ist reines, möglichst mineralarmes Wasser nach wie vor das beste Getränk.

Viele Lebensmittel besitzen ein zu geringes Entgiftungspotential

Zu wenig Entgiftungspotential. Die meisten Menschen essen zu wenig Nahrungsmittel, die über die Versorgung des Körpers mit Kohlenhydraten, Proteinen und Fetten sowie Vitaminen, Mineralstoffen, Enzymen etc. hinaus kein oder ein viel zu niedriges Potential für die Entgiftung des Körpers besitzen. Kurz: Sie legen, in der unbewußten Angst, geschmacklich und nährstoffbezogen zu kurz zu kommen, zu wenig Wert darauf, daß die Ausscheidung von unverdaulichen Rückständen, Stoffwechselprodukten, Fremdstoffen usw. auch zügig vonstatten geht. Dies ist jedoch unbedingt notwendig! Ihre Nahrung hat einen zu geringen natürlichen Wassergehalt und zu wenig Ballaststoffe, wie sie in Obst, Salat und Gemüse vorkommen. Der Wassergehalt von Obst, Salat und Gemüse schwemmt alle überflüssigen löslichen Stoffe sofort wieder aus dem Körper, damit sich neue Schlacken im Rahmen des Stoffwechsels gar nicht erst bilden - bzw. entfernt er alte Schlacken optimal.

Zu wenig Bewußtheit. Sind wir immer geistig anwesend? Wenn Sie ehrlich zu sich selbst sind, werden Sie zugeben, daß Sie Ihre Nahrung häufig unbewußt auswählen und daß Sie auch beim Essen meist geistig nicht anwesend sind. Unter bewußt verstehe ich, daß Sie sich in jedem Fall völlig klar darüber sind, warum Sie dieses oder jenes auswählen und was Sie jeweils überhaupt essen.* Wir sind derart von Gewohnheiten gesteuert, daß die richtige Auswahl von Speisen fast ganz verhindert wird. Wir müssen erst lernen, bewußt zu werden. Bewußtheits-Wachstum und richtige Ernährung gehen Hand in Hand. Ayurveda legt auf diesen Punkt besonderes Gewicht, denn es ist ein Ernährungs- und Gesundheitssystem, das alle Lebensbereiche voll mit einbezieht, vor allem auch die nichtmateriellen.

** Ein Literaturtip nicht nur für Frauen ist das neue Buch von: Victoria Moran, »Streicheleinheit Essen – Das Verwöhnbuch für Frauen«, Fit fürs Leben-Verlag*

Wie wir uns richtig ernähren

Nicht jeder ist zum Vegetarier geboren. Wir machen Ihnen in diesem Buch zwar Vorschläge für eine Ernährungsumstellung, betonen aber ausdrücklich, daß es sich um Experimentiervorschläge handelt und daß Sie selbst entscheiden müssen, ob und inwieweit Sie sich umstellen. Viele Menschen sind zum Beispiel ganz einfach noch nicht dazu bereit, Vegetarier zu werden. Für diese gelten dann unsere Vorschläge, die Menge der tierischen Produkte wenigstens zu reduzieren, nur erste Qualität aus biologischer Tierhaltung zu essen, die tierischen Produkte richtig zu kombinieren und dem individuellen Temperament entsprechend auszuwählen.

Am zuverlässigsten ist die innere Stimme! Je sensibler, je empfänglicher Sie werden, desto klarer werden Sie die Signale Ihres Instinktes, Ihrer Gefühle, Ihres Verstandes und vor allem Ihrer Seele hören. Auf Ihre innere Stimme, mit der Ihre Seele spricht, können Sie sich hundertprozentig verlassen.

Sie wird am besten durch Meditation und dadurch, daß Sie ihr folgen, trainiert. Ayurveda kommt nicht grundlos aus dem Land, das die längste Tradition mit Meditation besitzt.

Trainieren Sie Ihre innere Stimme durch Meditation

Was will ich wirklich essen?

Der entscheidende Schritt zu einer Verbesserung Ihrer Ernährung besteht darin, daß Sie anfangen, sich ganz ehrlich und ohne Rücksicht auf die Meinung anderer darüber klarzuwerden, was Sie in einem bestimmten Moment am liebsten essen würden. Es ist gut, dies in einer Umgebung zu tun, in der Ihnen kein Essen angeboten wird, damit sie nicht von Ihren inneren Wünschen abgelenkt werden.

Fragen Sie sich, welcher Art das Essen sein sollte: warm oder kalt, weich oder fest, süß oder salzig, breiig oder saftig usw. Stellen Sie sich dann vor, welche Speisen das konkret sein könnten. Wenn es Ihnen unklar ist, ob Sie eine Speise, die Ihnen in den Sinn kommt, wirklich mögen, fragen Sie sich, ob Sie sich betrogen fühlen würden, wenn Sie diese Speise jetzt nicht bekämen.

Dann erst suchen Sie das Restaurant oder den Supermarkt usw. auf, in dem Sie die gewünschte Speise erhalten können. Achten Sie dabei sehr darauf, daß Sie sich nicht von Sonderangeboten ablenken lassen, daß Sie Dinge kaufen, die Sie reizen. Vergessen Sie niemals, daß nur das, was Sie wirklich wollen, Sie auch befriedigen wird. Nur das Original zählt, nicht die Kopie oder die zweite Wahl. Wenn Sie Lust auf den Kuchen eines bestimmten Bäckers haben, dann kaufen Sie exakt diesen in genau diesem Geschäft und nicht einen Kuchen gleichen Namens aus dem nächsten Supermarkt.

Habe ich überhaupt Hunger? Darüber hinaus ist es sehr wichtig, festzustellen, ob Sie zur »Essenszeit« überhaupt Hunger haben. Ist dies nicht der Fall, dann sollten Sie so diszipliniert werden, daß Sie tatsächlich so lange nichts essen, bis sich der Hunger einstellt. Es schadet nichts, einige Stunden hungrig oder mit Appetit herumzulaufen, denn weniger sinnvoll ist es, »auf Vorrat« zu essen. Letzteres belastet den Körper, während Hunger die Ausscheidung begünstigt. Wenn der Magen schmerzt oder sich unangenehm anfühlt, dann ist dies kein Anzeichen von Hunger, sondern davon, daß im Körper Entgiftungsvorgänge stattfinden, die Sie nicht durch Nahrungsaufnahme stören sollten! Gesunder Hunger schmerzt nicht!

Ein gesunder Hunger begünstigt die Ausscheidung

Die Methode, das zu essen, was man wirklich will, führt zwangsläufig dazu, daß man Dinge ißt, die nach neuerer wissenschaftlicher Erkenntnis eindeutig ungesund sind (Junk food = Essen, das man besser wegwerfen sollte, weil es völlig denaturiert ist). Wenn diese Speisen aber dem persönlichen Bedürfnis entsprechen und wenn sie ohne schlechtes Gewissen voll genossen werden, wird man wenigstens nicht mehr zuviel davon essen. Der Körper wird damit weniger belastet als zuvor, und einer weiteren Gewichtszunahme wird vorgebeugt. Mit diesem Konzept erreicht man, daß Übergewicht sehr erfolgreich abgebaut werden kann. Die Erfolgsquote ist dabei wesentlich höher als bei Abmagerungskuren. Im Laufe der Zeit werden Sie zu gesünderen Nahrungsmitteln kommen, weil mit dieser Methode erfahrungsgemäß nur die Speisen auf Dauer gewünscht werden, die Ihnen auch nutzen.

Wann will ich essen? Als nächstes sollten Sie ihr Augenmerk darauf richten, wann Sie essen. Es gibt viele Menschen, die zu den üblichen Essenszeiten nicht den richtigen Appetit verspüren. Es gibt die verschiedensten Ansichten, wann und wie oft man essen sollte. Sind drei Hauptmahlzeiten mit oder ohne Zwischenmahlzeiten richtig oder mehrere kleine Mahlzeiten über den Tag verteilt? Auch hier gibt es keine allgemein verbindlichen Vorschriften. Finden Sie selbst heraus, was am besten zu Ihnen paßt. Richten Sie ihre Pausen so ein, daß Sie Ihr Essen langsam und ungestört einnehmen können, falls Sie das wollen. In den Angaben für die einzelnen Typen finden Sie erprobte Vorschläge.

Wo und mit wem möchte ich essen? Auch das »Wo« und »Wer« muß sorgfältig beachtet werden. Viele Mütter mögen nicht mit ihren Kindern am Tisch essen, weil die Kinder ein zu großes Durcheinander veranstalten. Tun sie es trotzdem, so finden sie keine Befriedigung und essen später nochmals, was zur Gewichtszunahme führt. Viele Personen können auf ihren eigenen Parties nichts wirklich genießen. Auch bei ihnen besteht die Gefahr, daß sie zweimal essen und dann zu dick werden. Viele Menschen fühlen sich gezwungen, mit ihren Arbeitskollegen in Kantinen zu essen, obwohl sie vielleicht viel lieber allein essen würden und ganz andere Speisen bevorzugen. Erfüllen Sie sich Ihre eigenen Wünsche!

Finden Sie heraus, wann Sie wirklich essen möchten

Wie möchte ich essen? Schließlich sei die Art des Essens erwähnt. Auch sie muß sorgfältig beachtet werden. Manchmal hat man den Wunsch, sehr rasch zu essen, die Speisen förmlich hinunterzuschlingen. Dann sollte man das auch tun, dabei aber nicht die Möglichkeit versäumen, sich selbst zu beobachten. Dabei wird sich herausstellen, warum der Wunsch aufgetreten ist, was man damit bewirkt, ob es Spaß macht und ob es wirklich befriedigt. Probieren Sie einmal aus – z.B. zusammen mit Ihren Kindern oder mit ausgesuchten Gästen –, wie es sich anfühlt, wenn Sie mit den Fingern essen, z.B. Reis mit Gemüsecurry. Die Inder schwören, daß das Essen dabei viel besser mundet und bekommt. Ein bißchen Übung gehört natürlich dazu.

Essen mit Genuß statt mit Frust

Nachdem Sie in jedem Einzelfall herausgefunden haben, was Sie wo, mit wem und wann essen wollen, kommt der nächste Schritt: Beobachten Sie sich beim Essen. Achten Sie auf die sinnlichen Sensationen, die sich abspielen. Nutzen Sie alle Möglichkeiten aus, die Speisen wirklich zu genießen. Ungewöhnliche Formen des Essens sollten Sie nicht wegschieben, wenn Sie den Wunsch danach verspüren oder wenn Sie feststellen, daß sie Ihnen besondere Befriedigung verschaffen. Suchen Sie sich eine Umgebung, die Ihren Bedürfnissen am meisten entgegenkommt: Wenn Ihnen vornehmes Tellergeklapper und Tafelmusik, aufmerksame Ober, kurz ein vornehmes, feierliches Ambiente zusagen, dann gönnen Sie sich dies. Wenn Sie lieber den Mund so richtig vollstopfen (wofür viel spricht), wenn Sie gern schmatzen oder schlürfen, schaffen Sie sich die richtige Umgebung, wo Sie dies genießen können. Essen soll Genuß sein, Freude machen, sinnlich befriedigen. Feiern Sie! Täglich!

Essen sollte ein Genuß sein und Freude machen

Versuchen Sie herauszufinden, ob die jeweils gewählte Art des Essens Sie auch wirklich befriedigt. Es wird Ihnen kaum gelingen, dies herauszufinden, wenn Sie beim Essen lesen, an andere Dinge denken oder irgendwie abgelenkt sind. Am Anfang Ihrer Ernährungsumstellung können Sie dies noch tun. Je bewußter Sie aber Ihre Nahrungsaufnahme gestalten, desto schneller wird diese Angewohnheit fallen. Beobachten Sie sich während des Essens, damit Sie rechtzeitig merken, wann Sie satt sind. Sie können dies umso sicherer bestimmen, je langsamer Sie essen, je besser Sie kauen, je tiefer Sie atmen und je weniger Sie sich ablenken lassen. Essen nutzt Ihnen mehr, wenn Sie es in guter, frischer Luft – am besten im Freien – einnehmen.

Je besser Ihre Beobachtung beim Essen wird, desto genauer und schneller werden Sie herausfinden, welche Speisen Ihnen wirklich schmecken oder ob Sie bei der Auswahl nicht bewußt genug waren. Im Laufe der Zeit sollte risikofreudiges Experimentieren mit neuen, völlig unbekannten Speisen hinzutreten. Holen Sie sich Anregungen von außen, Anregungen, die zu Ihren erfühlten Wünschen bezüglich Ihrer Ernährung passen. Dann kann damit experimentiert werden. Auf diese Weise können sich neue Vorlieben einstellen, die gesündere Lebensmittel beinhalten. Je bewußter Sie werden, umso mehr werden auch gesunde Speisen auf Ihrem Nahrungszettel auftauchen. Ihre innere Stimme ist sehr für natürliche Lebensmittel! Und Ayurveda lockt mit vielen neuen, unbeschreiblichen Gaumenfreuden.

Ayurveda lockt mit vielen neuen, unbeschreiblichen Gaumenfreuden

Wachsamkeit nach dem Essen. Der letzte Schritt ist, auch nach dem Essen die Wachsamkeit nicht aufzugeben: Es gilt, sorgfältig darauf zu achten, welche Speisen sich nach dem Essen gut anfühlen. Nach welchem Essen fühle ich mich leicht, nach welchem belastet und schwer? Welches beflügelt, welches macht müde? Welches sättigt langanhaltend? Hier müssen Sie von Tag zu Tag neu hinsehen. Dasselbe Essen hat nicht immer dieselben Wirkungen. Je klarer und bewußter Ihre Beobachtungen und Empfindungen sind, desto wirkungsvoller werden sie sein. Nach einer Speise, die Ihnen nicht gut bekommen ist, werden Sie nicht mehr verlangen. Ein Zenmeister hat einmal auf die Frage, was er denn in seiner Einsiedelei so alles macht, geantwortet: *»Wenn ich esse, esse ich, wenn ich lese, lese ich«.*

Unsere Ernährung muß individuell verschieden sein

Es gibt keinen Durchschnittsmenschen. Die Veränderung Ihrer Gewohnheiten im Essen und Trinken beginnt im Kopf: Das Wichtigste dabei ist das Verständnis um die Zusammenhänge. Machen Sie sich klar, daß jeder Mensch sehr verschieden von allen übrigen Menschen ist. Bezüglich der Fingerabdrücke ist Ihnen dies bekannt; es erstreckt sich aber auf alle Teile des Menschen und damit auch auf seine Bedürfnisse nach Nahrung und seine Fähigkeiten, Lebensmittel zu verdauen und zu verwerten. Man spricht von der biochemischen Individualität. Ayurveda weiß das seit über 5.000 Jahren und ist voll darauf eingestellt. Die moderne Medizin und Ernährungswissenschaft beginnt erst das Gröbste zu ahnen.

Jeder Mensch besitzt eine biochemische Individualität

Aus dieser biochemischen Individualität lassen sich unterschiedliche konstitutionelle Typen ableiten, die unterschiedliche Bedürfnisse ans Leben ganz allgemein und an die Nahrung im Speziellen stellen. *Wagner* hat in seinem Buch »Jeder ist einmalig« 20 verschiedene solcher Typen und Mischtypen herausgearbeitet, deren Studium uns helfen kann, uns selbst besser kennenzulernen[9]. Dieses Buch ist sehr zu empfehlen, weil es auch ganz konkrete, wohlbegründete Angaben zur Ernährung macht, die vorzüglich als individuelle Experimentieranleitung geeignet sind. Die biochemischen Konstitutionstypen sind besonders auch über die Schüsslersalze bekannt geworden.

[9] C. E. Wagner, »Jeder ist einmalig«, Frederiksen & Weise Tabula Smaragdina Verlag

Es gibt keine Ernährungsform, die für alle Menschen richtig wäre

Obwohl unser äußeres Erscheinungsbild gewissen Regeln folgt - wir alle haben eine Nase, zwei Augen, zwei Ohren, einen Mund usw. - so sieht doch niemand dem anderen völlig ähnlich. Innerlich ist der Unterschied noch viel größer - das fällt schon bei eineiigen Zwillingen auf. Die von der Medizin und Pharmazie so gern strapazierte Durchschnittsperson gibt es ganz einfach nicht. Die gravierenden Unterschiede reichen von der Anatomie über die Biochemie und die Neurologie bis zur Psychologie.

Damit Sie verstehen, wie gravierend die Unterschiede sind, wollen wir Ihnen einige Beispiele geben. Studien des Magens haben zum Beispiel hunderte von signifikanten Unterschieden ergeben. Dies betrifft die Größe, die Form und die Absonderung der Magensäfte. Die berühmte Mayo-Klinik hat herausgefunden, daß die Menge des abgesonderten Enzyms *Pepsin* und der Salzsäure, die zur Fettverdauung nötig sind, bei gesunden Erwachsenen bis zu zweihundertfachen Schwankungen unterworfen ist.

Die Liste der benötigten Inhaltsstoffe der Nahrung dürfte für jeden Menschen ziemlich gleich sein. Die Menge, die er von jedem einzelnen Stoff benötigt, ist jedoch sehr unterschiedlich. In einer wissenschaftlichen Studie wurden 19 Personen auf ihren Kalziumbedarf getestet. Dieser reichte von 222-1018 Milligramm pro Tag. Das ist ein Unterschied von 1 zu 4,5! Sie können daran sehen, daß die Angabe des Durchschnitts nur einer kleinen Mittelgruppe nutzt.

Aus der Erkenntnis der biochemischen Individualität erklärt sich auch die Frage warum die meisten Ernährungsrichtungen so widersprüchlich sind, selbst unter Vegetariern. Jeder Mensch ist anders - es gibt keine Ernährungsform, die für alle gleichermaßen segensreich und auf alle Menschen harmonisierend wirkt! In meinen Beratungen bediene ich mich der viele Jahrtausende alten Erfahrungen des Ayurveda – wie sie unten kurz gefaßt dargestellt werden – und der medizinischen Astrologie (siehe die Bücher von *Frawley, Naiman* und anderen im Literaturverzeichnis), die sich in der Zuordnung der menschlichen Konstitution zu den vier Elementen Feuer, Wasser, Luft und Erde manifestieren, aus denen sich die Temperamente *Vata*, *Pitta* und *Kapha* des Ayurveda ergeben.

Ernährungsumstellung nach der ayurvedischen Darmreinigung

Bevor wir auf die typgerechte, ayurvedische Ernährung eingehen, geben wir Ihnen zunächst grundsätzliche Vorschläge für die Umstellung der Ernährung nach der Darmreinigung.

Am besten morgens nur Wasser trinken oder Obst essen

1. Entweder Sie essen vormittags während der Ausscheidungsphase des Körpers (von früh um 4 Uhr bis mittags um 12 Uhr) gar nichts und trinken nur reines, möglichst mineralarmes, am besten heißes Wasser. Oder Sie genießen nur reifes, rohes, möglichst saftiges Obst auf nüchternen Magen – vorausgesetzt sie haben keine Pilzbesiedelung im Darm, und Obst paßt zu Ihrem Typ. Wenn Sie dabei frieren, trinken Sie reichlich heißes Wasser mit frisch geriebenem Ingwer. Falls Sie aufgrund einer Candidabesiedlung Ihres Darmes auf Süßes verzichten müssen oder falls Obst Sie – z.B. als *Vata*-Typ – am Morgen zu leicht und unsicher macht, greifen Sie auf einen warmen Brei aus Hirse, Quinoa, Amaranth, Haferflocken etc. zurück, den Sie mit Ingwer, Kardamom, Zimt etc. und etwas Sahne, Kokos- oder Mandelmilch verfeinern können. Sehr bewährt haben sich auch Erdmandelflocken (*Chufas Nueßli* aus Spanien), die eine Wohltat für den Darm darstellen. Drei bis vier Eßlöffel, mit etwas Wasser angerührt,

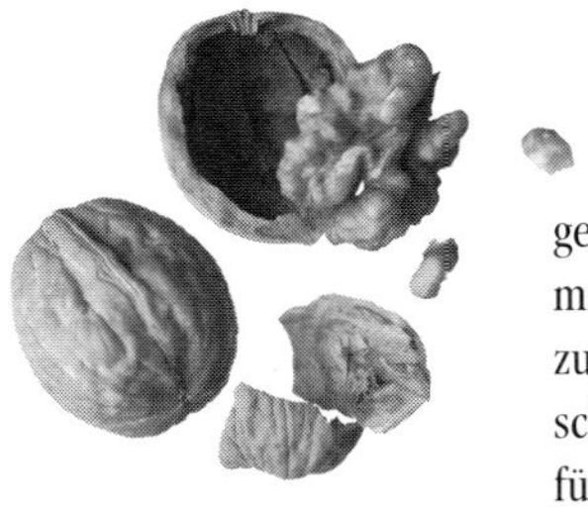

Rohkost wird von Menschen mit schwacher Verdauung mittags besser verdaut als abends

genügen. Sie können auch über Nacht eingeweichten, gemahlenen Mohn und Leinsamen sowie Haferflocken dazugeben. Sie sollten jedoch nicht mehr in den Brei mischen, da der sonst schwer verdaulich wird, zu Gärung führt und die Entschlackung am Morgen zu sehr behindert.

2. Mittags essen Sie am besten Salat und Rohkost (inkl. Sprossen), denn von Menschen mit schwacher Verdauung wird Rohkost mittags besser verdaut als abends. Auch Samen und Nüsse würde ich aus diesem Grunde mittags essen.
3. Wenn Sie - als *Pitta*-Typ - eine starke Verdauung haben und es gut vertragen, dann können Sie abends wieder roh essen, wählen aber am besten die leichter verdaulichen Stengel-, Blatt- und Blütengemüse und die Gemüsefrüchte (Tomaten, Gurken, Paprika, Zucchini, Avocado) oder Obst, kauen sehr sorgfältig und essen möglichst frühzeitig, am besten schon um 18 Uhr. Wenn Sie - z.B. als *Kapha*-Typ - eine schwache Verdauung haben, kann es sein, daß Sie Rohkost, ja unter Umständen sogar Obst abends nicht gut vertragen. Probieren Sie statt dessen eine schonend gegarte Gemüsemahlzeit aus, wozu sich Wurzelgemüse besonders eignet. Zur besseren Sättigung reichern Sie die Mahlzeit mit wenig gequollenem, erhitztem Getreide an: experimentieren Sie mal mit Hirse oder Buchweizen! Essen Sie in der Regel nichts mehr nach 20 Uhr!
4. Essen Sie weniger, genießen Sie das, was Sie essen, aber mehr. Das erreichen Sie dadurch, daß Sie im geeigneten Rahmen langsamer und bewußter essen. Wählen Sie nur die allerbeste Qualität, d. h. nur Vollwertprodukte, frisch und unbehandelt, möglichst aus biologischem Anbau (am besten aus einem Betrieb, den Sie kennen, oder aus Ihrem eigenen Garten).
5. Achten Sie genau auf Ihre Wünsche und Bedürfnisse. Ihre innere Stimme belügt Sie nicht. Betrügen Sie sich nicht

selbst, indem Sie etwas anderes essen, als Sie eigentlich wollten; falsche Rücksicht auf andere Familienmitglieder ist nur schädlich!

6. Essen Sie nur wenig verschiedene Produkte pro Mahlzeit. Die Ausgewogenheit der Ernährung ergibt sich im zeitlichen Nacheinander der Mahlzeiten. Experimentieren Sie! Achten Sie auf die richtigen Lebensmittelkombinationen (siehe die Tabelle ab Seite 92). Wenn Sie Durst verspüren, trinken Sie möglichst mineralarmes Wasser. Außerdem können Sie frisch gepreßte, rohe Obst- und Gemüsesäfte langsam und eventuell mit Wasser verdünnt trinken. Bewegen Sie die Säfte eine Zeitlang im Mund um das *Ptyalin* einwirken zu lassen, das die enthaltene Stärke aufspaltet. Das dient aber weniger zum Durstlöschen. Es stellt vielmehr eine eigene Mahlzeit dar. Trinken Sie bis maximal 15 Minuten vor dem Essen und dann erst frühestens eine Stunde danach. Nach einer Obstmahlzeit können Sie schon nach 15 Minuten wieder trinken.
7. Essen Sie langsam in friedlicher, harmonischer Umgebung. Beschäftigen Sie sich bei der Mahlzeit nicht gleichzeitig mit etwas anderem. Versuchen Sie, mit Ihren Gedanken bei der Nahrungsaufnahme zu sein. Beobachten Sie sich dabei, und achten Sie sorgfältig darauf, daß Sie nichts zu sich nehmen, was Ihnen irgendwie mißfällt. Essen Sie nicht weiter, wenn Sie eigentlich schon satt sind. Der Teller muß nicht leer gegessen werden!

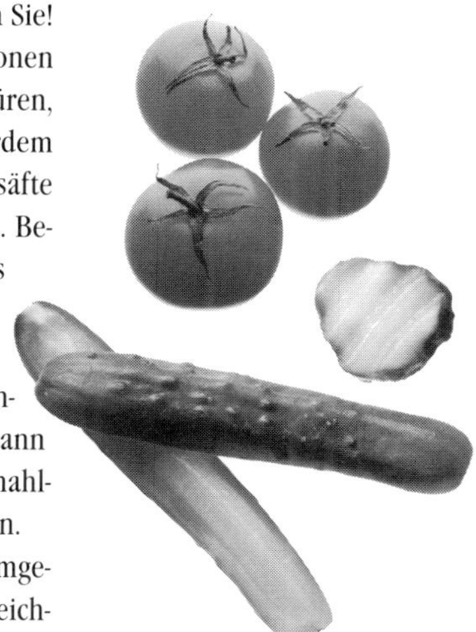

Wenn Sie es vertragen, essen Sie viel rohes Gemüse

Schließlich geben wir Ihnen noch eine Prioritätenliste für die Nahrungs-Auswahl, damit Sie alle Punkte auf einen Blick zusammen haben. Was ist dabei wichtig?

1. An erster Stelle stehen Geschmack und emotionale Befriedigung. Wenn dies nicht gegeben ist, dann kann auch eine gesunde Kost auf Dauer nicht zu harmonischer Gesundheit führen. Und denken Sie daran: Nicht das, was Sie gelegentlich tun, sondern das, was Sie regelmäßig tun, prägt Sie.

Nicht das, was Sie gelegentlich tun, sondern das, was Sie regelmäßig tun, prägt Sie

2. Der Verdauungsapparat sollte möglichst wenig belastet werden. Fragen Sie sich: Wie lange bleibt die Speise im Magen? Je kürzer, desto besser. Wird die Darmtätigkeit angeregt? Haben Sie regelmäßig, mindestens einmal am Tag, besser zweimal, Stuhlgang?
3. Die Verdauung sollte möglichst effektiv arbeiten. Fragen Sie sich: Wieviel Energie wird durch die Verdauung verbraucht, wieviel dem Körper zur Verfügung gestellt?
4. Die Belastung des Körpers mit nahrungseigenen, natürlichen, aber unbrauchbaren Stoffen sollte möglichst gering gehalten werden. Wieviel und welche Art von Abfall werden erzeugt?
5. Die Versorgung des Organismus mit den notwendigen Stoffen sollte möglichst vollständig erfolgen. Erhalten Sie nicht nur genügend Fett, Kohlenhydrate und Proteine, sondern auch Mineralien, Vitamine, Enzyme und andere Vitalstoffe; lebt die Nahrung noch?
6. Die Entsorgung der Abfallstoffe muß von der Nahrung optimal unterstützt werden. Fragen Sie sich also, wenn Sie etwas essen, ob diese Speise auch genügend Entgiftungs- und Entschlackungspotential hat. Oder wollen Sie vielleicht eine Kur machen, deren Effekt durch anschließend falsches Verhalten wieder aufgehoben wird?
7. Die Nahrung sollte möglichst wenig mit Fremdstoffen und Umweltchemikalien belastet sein, sie sollte einen hohen Reinwert haben.
8. Die Lebensmittel sollten möglichst naturnah, das heißt, möglichst wenig behandelt und verändert sein. Nur so enthält die Nahrung genügend Vitalstoffe und erfüllt die anderen hier genannten Punkte.
9. Zeit- und Energieaufwand bei der Zubereitung. Wer will Zeit und Energie schon gern unnütz vergeuden – und doch tun wir dies bei der Nahrung sehr häufig. Die harmonische, ayurvedische Ernährung, wie sie hier und weiter unten für Ihre Ernährungsumstellung vorgeschlagen

wird, benötigt weniger Zubereitungszeit als die herkömmliche Kost und ist leichter durchzuführen, weil sie rohe und schonend gegarte Nahrung und generell einfache, kurze Zubereitungsschritte favorisiert.

10. Die zeitliche und räumliche Verfügbarkeit der Speisen bzw. Lebensmittel ist ein Punkt, den Sie nicht als Entschuldigung eigener Bequemlichkeit vorbringen sollten. Bei richtiger Planung können Sie Schwierigkeiten vermeiden.
11. Vielen Menschen liegt bei der Nahrungsauswahl der Gedanke fern, ob andere Menschen genug zu essen haben. Diese Überlegung wird aber zunehmend wichtiger, weil immer mehr Menschen auf unserem Planeten leben, die satt werden möchten. Die für Ihre Ernährungsumstellung vorgeschlagene, überwiegend vegetarische, ayurvedische Kost könnte die gesamte Menschheit ernähren, wenn Schritt für Schritt auch die Landwirtschaft mehr Obst- und Gemüseanbau betriebe. Das ist gut möglich, würde die Umwelt schonen und Arbeitsplätze schaffen.

Ayurvedische Kost könnte die ganze Menschheit ernähren

12. Zum Schluß das Wichtigste: Jeder Mensch ist einmalig. Jeder sollte deshalb seine ganz persönliche Ernährung in Eigenverantwortung individuell gestalten. Sie können diese harmonische Ernährung selbst erspüren und mit Hilfe des folgenden Fragebogens und der folgenden Angaben eigenständig herausfinden, sich aber auch – anfangs oder in gelegentlichen Notsituationen – von einem Ernährungsberater dabei helfen lassen. Dieser Fachmann (zum Beispiel der Autor) wird Ihnen Hinweise auf Ihre ayurvedische Konstitution und die dazu passende Ernährung geben. Er wird Ihnen zeigen, wo und wie Sie ins Ungleichgewicht geraten sind und wie Sie dieses harmonisieren können. Wenn er zudem psychologisch geschult und spirituell erfahren ist, wird er Ihnen auch Hinweise auf Einzelheiten Ihres Potentials geben und aufzeigen können, wie Sie dieses schneller und besser erreichen.

Fragebogen: Welcher ayurvedischer Typ sind Sie?

Bitte kreuzen Sie das an, was am ehesten zu Ihnen paßt. Wenn Sie keine passende Antwort finden, lassen die Frage aus. Wenn Sie mehr als eine Antwort auf eine Frage finden kreuzen Sie beide an.

	VATA	*PITTA*	*KAPHA*
Größe	❍ groß oder sehr klein	❍ mittel	❍ klein
als Kind	❍ schlank	❍ mittelgroß	❍ plump oder etwas pummelig
Figur	❍ schlank bis dünn (schon immer so)	❍ wohlproportioniert, kräftig	❍ stark, schwer
Gewicht	❍ gering, Zunehmen schwierig	❍ mittel, Zu- und Abnehmen leicht	❍ schwer, Zunehmen leicht, Abnehmen schwer
Knochenbau	❍ leicht, feingliedrig	❍ mittelstark	❍ schwer
Gesichtsfarbe	❍ matt, dunkel	❍ gerötet	❍ weiß oder blaß
Haut	❍ trocken, rauh, braune Flecken, faltig, leicht bräunend, dunkler Teint im Vergleich zur übrigen Familie	❍ warm, fettig, ölig, heller Teint, leichter Sonnenbrand als der Rest der Familie	❍ dick, kühl, feucht, geschmeidig, bräunt langsamer, aber gleichmäßiger bleibt länger kühl als andere
Augen	❍ klein, aktiv, nervös dunkel	❍ durchdringend, strahlend, gerötet, hellgrün, grau, amberfarben	❍ groß, attraktiv, weiß, lange Wimpern
Haar	❍ dunkel, trocken, dünn, stark, borstig, widerspenstig	❍ blond oder rot und leicht ergrauend oder frühe Glatze, fein, leicht fettend	❍ hell oder dunkel, dick, wellig, leicht fettend
Zähne	❍ Tendenz zu unregelmäßigkeiten	❍ mäßig groß, Zahnfleischbluten	❍ groß, gut geformt
Nägel	❍ rauh, spröde, brüchig	❍ weich, biegsam aber stark, rosa	❍ stark, dick, weich, weiß
Gelenke	❍ steif, knacken leicht, stehen heraus	❍ locker	❍ fest, leicht geschwollen
Kreislauf	❍ schwach; kalte Hände und Füße	❍ bei Gesunden gut, warme Hände	❍ mittel, kühle Hände
Puls	❍ leicht, schnell, veränderl.	❍ stark, voll	❍ gleichmäßig, langsam
Appetit	❍ schwankend; kann sehr hungrig werden, will mehr essen als möglich	❍ groß, irritiert wenn Mahlzeit ausfällt oder wenn hungrig	❍ gering aber konstant; ißt gerne, kann Mahlzeiten (ungern) auslassen
Durst	❍ schwankend	❍ groß	❍ gering
Schwitzen	❍ gering	❍ stark	❍ mäßig
Stuhlgang	❍ unregelmäßig, hart und trocken, Blähungen, Neigung zur Verstopfung	❍ regelmäßig, locker, weich, ölig, ein- bis zweimal täglich	❍ regelmäßig, gleichmäßig, dick und schwer
Verdauung	❍ unregelmäßig	❍ gewöhnlich gut	❍ gut, manchmal langsam
Empfindlichkeit	❍ kalt, trocken und rauh	❍ heiß, hell	❍ wenig; kalt, feucht
Immunsystem	❍ schwach	❍ durchschnittlich	❍ stark

	VATA	PITTA	KAPHA
Krankheiten	❍ Schmerzen, nervöse Störungen, chronisch und auszehrend	❍ hohes Fieber, brennender Schmerz, Entzündung, Ausschlag, Infektion, akut	❍ niedriges Fieber, dumpfer Schmerz, Ansammlung von Blut, Schleim etc.
Sexualität	❍ schwankend, rege Phantasie	❍ wach und bereit	❍ gleichmäßig konstant und bereit
Aktivität	❍ stark, ruhelos, schnell, sehr beweglich (nervlich, geistig u. körperlich)	❍ körperlich stark, mag Leistungssport	❍ gering, bewegt sich langsam, mag entspannende Aktivitäten
Ausdauer	❍ gering, unkonzentriert	❍ mäßig, besonders bei Hitze	❍ hoch, gute Reserven, wenig Motivation
Bewegung	❍ fördert geistige Entspannung	❍ kontrolliert die Gefühle	❍ ist entscheidend für Gewichtskontrolle
Schlaf	❍ leicht, gestört,mehr Schlaf heilt	❍ wechselhaft bis gut, schlecht bei Hitze o. Ärger	❍ gut, tief, übermäßig, weniger Schlaf heilt
Träume	❍ häufig, aber kaum Erinnerung, Flugträume, Alpträume	❍ mäßig bis oft, gute Erinnerung, dramatische, farbige T. v. Hitze, Licht	❍ selten, erinnert nur intensive bedeutungsvolle T., Wasserträume, romantische Träume
Gedächtnis	❍ schwach, abwesend, zerstreut, merkt sich Fakten und Informationen	❍ gut, erinnert sich besonders an Ärger und andere Gefühle u. sein Recht	❍ langsam, beständig, erinnert Mathem., Rationales & Mechanisches
Sprechen	❍ schnell und häufig	❍ sehr eloquent, schneidend, überzeugend, beste Redner, Prediger	❍ langsam, abwägend, bedächtig
Arbeit	❍ Abneigung gegen Routine, Flexibilität	❍ mag Planung und Routine, besonders wenn selbstbestimmt	❍ mag Routine, verachtet Veränderungen, ist zuverlässig und stabil
Arbeitsqualität	❍ kreatives Denken, Vorstellungskraft	❍ Leiter und Initiator	❍ gut im Durchführen und Organisieren
Meinung	❍ ändert sie leicht	❍ ist fest und wird gerne mitgeteilt	❍ ändert sie nur schwer und langsam
Temperament	❍ gedankenbetont, subtil, nervös, unentschlossen	❍ willensbetont, engagiert, entschieden	❍ gefühlsbetont, zufrieden, ruhig, solide
positive Gefühle	❍ Anpassungsfähigkeit	❍ Mut	❍ Liebe, Erdverbundenheit
negative Gefühle	❍ Angst, fühlt sich unsicher und schwach	❍ Ärger, Rechthaberei, Wut, Eifersucht, Frust	❍ Verhaftung, Identifikation, Gier
Vertrauen	❍ schwankend, unregelm.	❍ festgelegt, entschlossen	❍ beständig
Geld	❍ ist zum Ausgeben da	❍ sollte für Besonderes, Nützliches ausgegeben werden	❍ kann es gut zusammenhalten und sparen
Ernährung	❍ mag Knabbereien und Snacks	❍ mag tierisch eiweißreiche Kost	❍ mag fett- und stärkehaltige Nahrung

Problemnahrungsmittel

Wenn Sie sich bei ernährungstherapeutisch ausgerichteten Ärzten und Heilpraktikern sowie bei Ernährungsberatern umhören, dann werden Ihnen folgende Problemnahrungsmittel genannt, die ich aufgrund meiner jahrelangen Erfahrung mit über tausend Klienten und Seminarteilnehmern bestätigen kann. Die Reihung erfolgt dabei nach der Bedeutsamkeit:

1. Milch- und Milchprodukte
2. Weizen – vor allem in Form von Backwaren
3. tierische Produkte inkl. Fett
4. Zucker

Als weiterführende Literatur ist das Buch von Wolfgang Spiller zu empfehlen, »Macht Kuhmilch krank?«, Waldthausen Verlag

Kuhmilch- und Kuhmilchprodukte beinhalten folgende Problemkreise, die hier nur kurz angeschnitten werden können*:

- Milch ist das Nahrungsmittel, das bei vielen Menschen verschleimend wirkt, d.h. es begünstigt die Vereiterung und Verschleimung von Nebenhöhlen, Mittelohr, Bronchien, Nase etc. und bewirkt im Darm die Bildung von zähem, klebrigem Schleim, der zu Überzügen auf den Darmwänden führt, welche die Funktion von Dünn- und Dickdarm beeinträchtigen. Diese Wirkung von Milch ist auf der ganzen Erde bei allen Völkern zu beobachten, jedoch bei beim *Kapha*-Typ besonders stark.
- Auch Milchschorf und andere Hautkrankheiten gehen auf das Konto der Kuhmilch; diese Beschwerden verschwinden in den meisten Fällen nach Absetzen von Milch- und Milchprodukten.
- Kuhmilch enthält 4–5% Milchzucker *(Laktose)*. Bei 75–80% der Menschen weltweit entwickelt sich nach dem Säuglingsalter eine Unverträglichkeit gegenüber *Laktose*. Das liegt daran, daß der Körper nach dem Abstillen immer

weniger *Laktase* bildet. Dieses Enzym ist jedoch für den ordnungsgemäßen Abbau der *Laktose* nötig. Dies zeigt, daß Milch für den Menschen nach der Stillzeit kein geeignetes Lebensmittel mehr ist – auch vorher war es nur die Milch der eigenen Spezies. *Laktase*-Mangel führt im Darm zu Gärung, Blähungen, Krämpfen und Durchfall. Bei Nord- und Mitteleuropäern liegt als Ausnahme die *Laktose*-Intoleranz unter 20%, so daß aus diesem Blickwinkel die Mehrzahl der Menschen in Deutschland Milch vertragen sollten. Dies ist jedoch nicht der Fall, weil andere Probleme hinzutreten. Studien belegen z.B. auch, daß bei solchen Menschen bei reichlichem Milchverzehr vermehrt grauer Star auftritt.

Milch ist für den Menschen nach der Stillzeit kein geeignetes Lebensmittel mehr

→ Nur Rohmilch und nicht-hitzebehandelte Sahne und Süßrahmbutter werden annähernd neutral verstoffwechselt, pasteurisierte Milch und fast alle Milchprodukte sowie H-Milch dagegen in der Regel sauer! Der Körper muß diese Säuren jedoch möglichst sofort neutralisieren, er kann sie so nicht ausscheiden. Dazu benötigt er basische Mineralien, allen voran Kalium und Kalzium. Milch und Milchprodukte enthalten zwar viel Kalzium, dieses ist jedoch zum Teil fest an das Milchprotein *Kasein* gebunden und steht so für die Neutralisierung der Säuren nicht ausreichend zur Verfügung. Leider muß hier ganz klar gesagt werden: Milch und Milchprodukte liefern dem Körper kein zusätzliches Kalzium, das er z.B. für den Knochenbau verwenden könnte! Im Gegenteil: sie sind Kalziumräuber, also Mitverursacher von Osteoporose. Diese ist keine »Milchmangelkrankheit«, wie uns die Werbung und viele Ärzte glauben machen möchten, sondern die Folge von zu reichlichem Verzehr von säurebildenden, basenraubenden tierischen Produkten. Ihr Verzehr sollte kräftig gesenkt werden! Als besonders problematisch kommt hinzu, daß weit über 50% der Bundesbürger auf Milchprotein allergisch reagieren! Der Grundstock für diese Allergie wird meist

Der Kapha-Typ sollte ganz auf Milch und Milchprodukte verzichten

schon durch die Babynahrung mit Kuhmilchanteil gelegt und durch die ständigen Ermahnungen an Kinder und Jugendliche, Milch zu trinken, und an Erwachsene, Joghurt und Käse zu essen, verstärkt. Hier zeigt sich einmal mehr, daß es nicht in erster Linie darauf ankommt, was in Lebensmitteln anhand der Laboranalysen enthalten ist, sondern wie diese verdaut werden können. Der Mensch ist nicht das, was er ißt, sondern das, was er verdaut, wie das Ayurveda seit 5.000 Jahren weiß.

➞ In den letzten Jahren ist ein weiteres, sehr schwerwiegendes Problem hinzugekommen. Durch die Fütterung der Kühe mit »Kraftfutter« aus Schlachtabfällen, entwickeln sich in den Därmen der Tiere »abartige« Bakterien, z.B. die enterotoxischen *Escherichia Coli*. Sie sind hitzestabil bis ca. 120 Grad C° und Antibiotika-resistent. Sie führen beim Menschen zu akuten und chronischen Darm-Krankheiten; ca. 10% der Bundesbürger sind bereits (zumindest stumm) infiziert. Diese Bakterien können in Milch- und Milchprodukten enthalten sein und stellen den Arzt vor häufig unlösbare Behandlungsprobleme. Durch die Vermischung der Milch von zahlreichen Erzeugern werden die enthaltenen Krankheitskeime gleichmäßig auf alle Verbraucher verteilt.

Als Abhilfe gegen Verschleimung bietet sich an: nur wenig Rohmilch- und Rohmilchkäse essen und zwar aus biologischer Tierhaltung, am besten von einem einzelnen Biobauern, den man persönlich kennt. Schafs-, Ziegen- und Stutenmilch sind meist besser verträglich als Kuhmilch. Im Übermaß genossen sind jedoch auch sie verschleimend. Eine ganze Reihe von Menschen sollten ganz auf Milch und Milchprodukte verzichten: die *Kapha*-Typen. Wenn eine Allergie vorliegt, muß man ausprobieren, ob Schafs-, Ziegen- oder Stutenmilch möglich ist. Falls auch dies nichts bringt, empfehle ich in erster Linie Kokosmilch; diese ist preiswert und in Asienläden dehydriert als

Block gepreßt, in Dosen, im Tetrapack oder auch als Trockenpulver erhältlich – von frischen Kokosnüssen ganz abgesehen. Sie ist von der Konsistenz und vom Geschmack her optimal. Man kann sie beliebig dick und sahnig oder dünn verwenden. Auch Mandelmilch und Nußmilch sind gute Alternativen; Sojamilch und Reismilch empfehle ich erst an letzter Stelle, weil sie geschmacklich eher uninteressant sind und ernährungsphysiologisch nichts Besonderes bieten. Da der Fettkonsum der Bundesbürger zu hoch liegt, rate ich, auch mit der Kokosmilch nicht verschwenderisch umzugehen, besonders aber tierisches Fett zu meiden und kaltgepreßte Pflanzenöle aus biologischem Anbau zu bevorzugen.

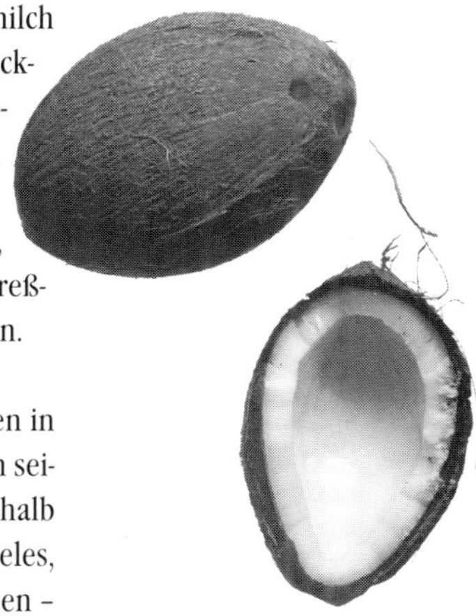

Nach der Milch macht der **Weizen** den meisten Menschen in der BRD zu schaffen. Weizen ist überzüchtet, hat sich von seiner Urform, dem Dinkel, sehr weit entfernt und ist deshalb für die meisten Menschen nicht mehr gut verträglich. Vieles, was von der Milch gesagt wurde, trifft auch hier zu: Weizen – vor allem in Form von Backwaren – führt zur Verschleimung von Bronchien, Nebenhöhlen, Mittelohr, Nase, Darm etc. Fast jeder Mensch verliert seine Verschleimung, wenn er Milch und Weizen aus seiner Ernährung streicht und beobachtet sofort eine Wiederverschleimung, wenn er von diesen Lebensmitteln erneut ißt. Gekochtes Getreide verschleimt weniger als gebackenes. Auch wer seinen überreichen Weizen-Brotkonsum auf einen ebenso hohen Roggen-Brotkonsum umstellt, wird keine wesentliche Besserung erreichen.

Weizen und Milch können zu Verschleimungen im Körper führen

Außerdem sind über 50% der Bundesbürger Weizenallergiker bzw. Gluten-Allergiker. Glutenfrei sind Reis, Mais, Hirse, Buchweizen, Quinoa und Amarath. Eine gluten- bzw. weizenfreie Ernährung ist hierzulande jedoch sehr schwierig durchzuführen, da in den meisten Industrienahrungsmitteln und Fertiggerichten mehr oder weniger versteckt Weizen in der ein oder anderen Form vorkommt. Man bekommt kaum noch Brot, das nicht wenigstens 1-2% Weizen enthält. In den USA nimmt die Stellung des Weizens der Mais ein. Süße Kuchenstücke vom Bäcker gehören zu den schädlichsten »Nahrungsmitteln« überhaupt! Sie enthalten:

- vitalstoff- und mineralarme Weizen-Auszugsmehle
- reichlich weißen Industriezucker
- minderwertiges, gehärtetes (z.T. tierisches!) Billigfett
- unnatürliche Backhilfsmittel
- kaum Ballaststoffe

Backwaren schaden der Leber, führen zu Gärung im Darm und verschleimen die Atemwege.

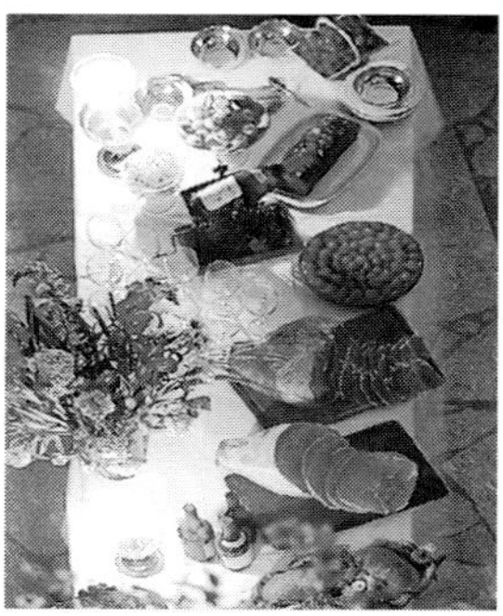

Der Mensch benötigt viel weniger Protein, als allgemein angenommen

Werfen wir einen Blick auf die **tierischen Produkte**, die heutzutage in der BRD im Übermaß verzehrt werden. Fleisch, Wurst, Fisch, Schalentiere und Eier enthalten Purine, die zu Harnsäure abgebaut und dann in der Regel nur unvollkommen wieder ausgeschieden werden. Die Folge davon sind Gicht, Rheuma, und allgemeine Übersäuerung[10]; außerdem gehen Fettsucht, Herz- und Kreislaufleiden, Osteoporose und sog. Eiweißspeicherkrankheiten auf Kosten der tierischen Produkte. Damit sind nur die wichtigsten Krankheiten genannt. Problematisch ist auch der viel zu hohe Fettverzehr.

Auch die gemeinhin als Ersatz genannte Produktpalette ist nur bedingt zu empfehlen: Sojaprodukte (Tofu, Tempeh, Sojafleisch und -wurst), Seitan, Hülsenfrüchte, vegetarische Aufstriche etc., weil auch sie Purine bzw. – wie beim Seitan – Weizengluten enthalten. Wir müssen uns an die Erkenntnis halten, daß der Mensch viel weniger Protein benötigt als von der Wissenschaft und vor allem der Werbung angegeben

[10] Zu diesen Thema gibt es ein interessantes Buch von Dr. Philippe-Gaston Besson: »Dynamisch leben durch Säuren-Basen-Gleichgewicht«, Waldthausen Verlag

wird. Je nach Körpergewicht und Alter dürften zwischen 15 und 30 g am Tag genügen. Offizielle Angaben sind stets aus juristischen und häufig auch aus politischen Gründen nach oben korrigiert. Wir müssen uns klar machen, daß der Mensch konzentrierte Proteinträger nur in kleinsten Mengen benötigt, weil gut verwertbares Protein auch in vielen Gemüsesorten und Samen enthalten ist. Von den konzentrierten Proteinträgern bieten sich am ehesten die Avocado und (eingeweichte) Nüsse an. Das Einweichen macht die Nüsse leichter verdaulich, weil dabei die Enzymhemmer abgebaut werden.

Als Ersatz für Süßigkeiten bieten sich Obst und Trockenobst an

Schließlich sei der **Zucker** genannt, der seit dem unerschrockenen Engagement von *Dr. Bruker* aufgrund höchstrichterlicher Entscheidung öffentlich als gesundheitsschädlich bezeichnet werden darf. Isolierter (Industrie-) Zucker (vor allem der Rübenzucker!) ist wesentlich mitverantwortlich für: Karies, Fettsucht, Vitamin B_1-Mangel, Hypoglykämie und andere Krankheiten. Als Ersatz bieten sich vor allem Obst und Trockenobst an, die neben der Süße noch eine ganze Reihe von wertvollen Inhaltsstoffen bieten. In der Regel wird der Zucker aus Obst auch langsamer aufgenommen, was einen wünschenswerten Einfluß auf den Blutzuckerspiegel hat. Dadurch kann Hypoglykämie (Unterzuckerung) vermieden werden, es sei denn, man übertreibt. Der *Kaahe Ye* Tee der südamerikanischen Urwaldpflanze *Steviaside rebaudiana* stellt ein natürliches, kalorienfreies Süßungsmittel dar, das sich sogar bei Menschen bewährt hat, die wegen Pilzbefall des Darmes (Candida) auf Zucker in jeder Form verzichten müssen.

Eingeschänkt, d.h. in kleinen Mengen, können Honig, Ahornsirup, Birnen- und Apfeldicksaft empfohlen werden. Darüber hinaus mache ich meinen Klienten klar, daß man die »Süße des Lebens« bei weitem nicht nur über Zucker genießen kann. Auch süße Farben wie die Pastelltöne rosa oder pfirsich, süße Düfte wie z.B. Rose, Zimt, Jasmin, Bergamotte, Lotus, Moschus und viele Blumen sowie »Herzmusik«, z.B. der Kanon von *Albinoni,* der Kanon von *Pachelbel,* Sufimusik und andere Meditationsmusik tragen ebenso zur Befriedigung des Süßverlangens bei wie eine liebevolle Zuwendung durch Partner und Freunde und eine liebevolle Atmosphäre, mit der man sich umgibt.

Was hilft gegen das Süßverlangen? Bittere Küchen- und Wild-Kräuter: Löwenzahn, Wegerich, Kapuzinerkresse, Schafgarbe, Wermut, Enzian, Calmus; bittere Salate: Endivien, Radicchio, Ruccola, Chicoree, Wasserkresse; Artischocken sowie Gewürze wie Zimt, Curcuma (Gelbwurz), Bockshornkleesamen. Generell ist es ratsam, bei Süßverlangen weniger scharf zu würzen! Die scharfe Geschmacksrichtung ist nämlich nach Ayurveda das Gegenstück zur süßen. Schärfe möchte durch Süße ausgeglichen werden. Nach einem (zu) scharfen Essen helfen etwas Joghurt oder etwas Saures, z.B. eine saure Gurke.

Ein scharfer Geschmack bildet im Ayurveda das Gegenstück zum süßen Geschmack

Welche Ernährung empfiehlt sich für die verschiedenen ayurvedischen Typen?

Bevor wir auf die einzelnen Ernährungsarten eingehen, möchten wir Sie darauf hinweisen, daß man selten einen reinen Typ findet. Wenn Sie Ihren eigenen Typ mittels des Fragebogens auf Seite 82/83 bestimmt haben, werden Sie jedoch höchstwahrscheinlich feststellen, daß einer der drei *Doshas* überwiegt. Nach diesem suchen Sie dann Ihre Ernährung aus. Wenn zum Beispiel *Vata* überwiegt, sind Sie ein *Vata*-Typ und wählen die Ernährung für *Vata*. Damit erreichen Sie, daß *Vata* (das Luftelement) bei Ihnen nicht noch weiter verstärkt wird. Ebenso wird mit der *Pitta*-Ernährung verhindert, daß die Betreffenden nicht noch mehr ins Feuer geraten usw. Die *Vata*-Ernährung zielt also z.B. darauf ab, Sie besser zu erden

- also *Kapha* zu verstärken - oder Ihre Verdauung zu verbessern - also *Pitta* zu erhöhen.

Falls zwei Temperamente stark sind und das dritte schwach, dann müssen Sie in der Ernährung Elemente aus beiden starken *Doshas* mischen. Falls Sie mit dem System nicht zurecht kommen, wenden Sie sich bitte an die Autoren, die Sie dann gern beraten. Am besten ist es jedoch, wenn Sie experimentieren und in sich hineinspüren. Was Sie sich selbst erarbeitet haben, ist für Sie besonders wertvoll. Schließlich sind Sie hier auf diesem Planeten, um Erfahrungen zu machen! Viel Spaß dabei! Nur Mut!

Bei zwei gleich starken Temperamenten mischen Sie Ihre Ernährung aus beiden Doshas

Ernährung für den *Vata*-Typ

Generell

Vata-Typen leiden unter Unterernährung

Nahrungsqualität und -Quantität muß verbessert werden

Sie sollten häufiger und mehr essen

Nahrung soll beruhigen, erden u. nähren

sie soll warm, schwer, feucht und stärkend sein

süße, saure und salzige Nahrung ist am besten

scharfe Gewürze gleichen die schwankende Verdauungskraft aus

Speisen

kleine, häufige, regelmäßige Mahlzeiten

überwiegend warme, schonend gegarte Speisen

keine industriell hergestellte Nahrung, Tiefkühlnahrung etc.

möglichst wenige verschiedene Speisen in einer Mahlzeit

mildaromatische bis scharfe Gewürze und (in Maßen) Salz

Obst

Obst ist gut, weil es leicht verdaulich ist, reinigt und den Wassergehalt des Körpers erhöht

aber: Obst ist zu leicht, um *Vata* abzubauen

Vata-Typen sind keine reinen Früchteesser

Obst verhindert Erdung, Konzentration, Willenskraft

süßes Trockenobst kann zu Blähungen führen

iß mäßig u. der Jahreszeit entsprechend!

wenig im Winter (es kühlt!) und mehr im Sommer

mische Obst nicht m. anderen Speisen!

Obstarten

sehr gut: Bananen, Birnen, Pfirsiche, Pflaumen, Aprikosen, Granatäpfel

gut: Zitrusfrüchte, Trockenpflaumen, Mangos, Kirschen, Weintrauben, Beeren, Ananas, Papayas

noch gut: Datteln, Feigen (frisch oder eingeweicht)

abzuraten: rohe Äpfel, Melonen, Preißelbeeren, süße Trockenfrüchte

Gemüse und Salate

Vata-Typen können nicht allein davon leben, sie machen zu leicht

schonend gegartes Gemüse mit Öl, Gewürzen und Getreide sind gut

Rohkost u. Salate nur in der warmen Jahreszeit und mit Dressing

die Vertreter der Kohlfamilie können zu Blähungen führen

Pilze u. Spargel können zu trocknend sein

rohe Zwiebeln sind blähend, gekochte ausgezeichnet

Gemüse- und Salatarten

sehr gut: Kartoffeln, Tomaten, Auberginen, Paprika, Zucchini, Artischocken, Maiskolben, grüne Bohnen und Erbsen, Okra, Stangensellerie

gut: Süßkartoffeln, Rettich, Radieschen, Karotten, Rote Bete, Avocados, Chili, frischer Koriander, Petersilie, Algen, gekochte Zwiebeln und Knoblauch

abzuraten (außer gut gewürzt und in Öl oder Ghee gegart): alle Kohlarten, Knollensellerie, Spargel, Spinat, rohe Zwiebeln, Pilze, Gurken; Blattsalate nur gut gekaut mit Dressing in kleinen Mengen

Getreide

die meisten Vollkorngetreide sind o.K.; sie nähren und erden

viele *Vata*-Beschwerden können durch eine Langzeit- Ernährung mit gekochtem Vollkorn geheilt werden

Brot ist weniger *vata*-reduzierend, am wenigsten Baguette

auch Granola, Chips u. industrielle Frühstücks- produkte verstärken *Vata*

Getreidearten

gut: Hafer, Naturreis, Basmati Reis, Couscous, Dinkel

weniger gut: Mais, Buchweizen, Hirse, Roggen, Gerste, Quinoa

Hülsenfrüchte

die meisten Bohnenarten verstärken *Vata* stark; sie blähen, verstopfen, trocknen aus, überstimmulieren

Tofu ist für manche *Vata*-Typen verdaulich

am ehesten geeignet sind Feuerlinsen mit Curry und Asant

Nüsse und Samen

sind für *Vata* gut geeignet, besonders roh, eingeweicht oder angekeimt

sie wirken wärmend, befeuchtend und erdend

sie nähren Lungen, Sexualorgane, Nerven und Gehirn (Phosphor!)

sind schwer verdaulich: nur kleine Mengen auf einmal essen

Nuß- und Samenarten

sehr gut: Kokosnuß, Sonnenblumenkerne, Kürbiskerne

gut: Cashewnuß, Sesam, Paranuß

noch gut: Mandeln, Walnüsse, Pecannüsse, Haselnüsse, Pinienkerne

Fette und Öle

kaltgepreßte Pflanzenöle aus Bioanbau sind sehr gut für *Vata*-Typen

wirken befeuchtend und wärmend

sie sind aber schwer verdaulich

sollten über die Haut aufgenommen werden

tierische Fette (außer Ghee) sollten vermieden werden

am besten sind Sesamöl, Ghee (Butterfett), Olivenöl und Senföl

Milch und Milchprodukte

sind in kleinen Mengen gut für *Vata*-Typen

sie erden, nähren und befeuchten

sie sind aber kühlend und schwer verdaulich

trinken Sie Milch warm mit Gewürzen

erhitzen/schmelzen Sie Käse nicht

Joghurt und Quark sind leichter verdaulich

wählen Sie Bio-Rohmilchprodukte

Butter, Ghee und Sahne sind am besten

Tierische Produkte

Fleisch und Fisch sind sehr erdend und deshalb für *Vata*-Typen in Maßen o.K., besonders, wenn sie diese schon als Kind gern und viel aßen

am besten sind Hähnchen, Fisch und Eier

als Langzeiternährung sind tierische Produkte aber nicht hilfreich: sie verschlacken und stumpfen ab

es gibt Kräuter und Gewürze die erden: z.B. Süßholz, Beinwell, Ginseng, Ashwagandha, Knoblauch, Asant, Muskat

Süßes

Süßes ist generell gut für *Vata*-Typen weil es nährt

es sollte aber natürliche, unraffinierte Süße sein

Süßes sollte nicht mit Eiweiß, Fett oder Stärke kombiniert werden, sonst entsteht Gärung

komplexe Kohlenhydrate (Stärke) sind besser, weil sie die Energie langsam freigeben

am besten ist die Süße in Obst und Honig (in kleinen Mengen)

Ahornsirup, Melasse und eingedickter Zuckerrohrsaft sind ebenfalls gut

Gewürze

Gewürze sind gut für *Vata*: sie wärmen, reinigen und regen die Verdauung an

da scharfe Gewürze trocknen, sollen sie mit Öl genossen werden

sehr gut: Gelbwurz, Minze, Pfeffer, Chili, Senf, Meerrettich, Meersalz

gut: Ingwer, Nelken, Koriander, Kumin, Zimt, Basilikum, Bockshornklee

noch gut: Knoblauch, Kardamom, Asant, Fenchel, Muskatnuß

Ernährung für den *Pitta*-Typ

Generell

Pitta-Typen brauchen eine Ernährung, die kühlt, befeuchtet und erdet

sie haben die beste Verdauung und Appetit von allen

vertragen viel, Fehlkombinationen und Schweres

Fehler äußern sich in Übersäuerung, Verschlackung und Infektionskrankheiten, weniger in spürbaren Verdauungsstörungen – Zusammenhänge zwischen Eßfehlern und Krankheiten sind verborgen

süß, bitter, herb, mild und ungewürzt, senken *Pitta*

Speisen

sollen kalt, roh, ungewürzt und ohne Öl sein

besonders zu meiden sind Gebratenes, Frittiertes, Öliges, Scharfes

bei Streß, Irritation, Ärger oder Entrüstung sollte nicht gegessen werden

es sollte in Ruhe und mit Dankbarkeit gespeist werden

drei Mahlzeiten täglich sind ausreichend

spät abends sollte nichts mehr gegessen werden

Obst

die meisten Obstsorten sind für *Pitta*-Typen gut

Obst kühlt, befeuchtet, löscht den Durst, beruhigt und harmonisiert

reif geerntetes Obst entsäuert und liefert Vitalstoffe

sehr gut: Orangen, Himbeeren, Mangos, Pflaumen

gut: Birnen, Ananas, Melonen, Pflaumen, Datteln, Trauben, Feigen

noch gut: Äpfel, Granatäpfel

weniger gut: Zitronen, Bananen, Aprikosen, Pfirsiche, Johannisbeeren, Papaya, Grapefruit, Kirschen

Gemüse und Salate

die meisten Sorten sind gut für den *Pitta*-Typ, besonders Rohkost und rohe Salate – auch ohne Dressing!

Sorten mit Säure sind weniger gut (siehe unten)

sehr gut: Kartoffeln, Paprika, Maiskolben, Zucchini, Petersilie

gut: alle Kohlarten, Pilze, Spargel, grüne Bohnen und Erbsen, Gurken, Okra, Blattsalate

noch gut: Sellerie, Alfalfa- und Sonnenblumensprossen

weniger gut: Zwiebeln, Karotten, rote Bete, Spinat, Auberginen, Rettich, Tomaten, Avocado und Meeresgemüse

Getreide

viele Vollkorngetreide sind gut für *Pitta*; sie stärken und harmonisieren, aber überhitzen nicht

essen Sie aber nicht zuviel davon!

Brot und Nudeln sind ebenfalls in Ordnung

sehr gut: Vollwert-Langkornreis, Hirse

gut: Basmati Reis, Hafer, Gerste, Quinoa, Couscous

noch gut: Weizen, Dinkel

wenig geeignet: Vollwert-Rundkornreis, Polenta, Roggen, Buchweizen

Hülsenfrüchte

sind für *Pitta*-Typen gut verdaulich, besonders mit Kumin oder Kümmel

in tierischem Fett gekocht verstärken sie *Pitta*

sehr gut: Nieren- und Sojabohnen, Spalterbsen, Kichererbsen

gut: Tofu, Limabohnen, Feuerlinsen

noch gut: Mungo- und Azukibohnen

weniger geeignet: Erdnüsse und Linsen (außer Feuerlinsen)

Nüsse und Samen

diese sind ölig und warm und erhöhen *Pitta*

sie sind deshalb für *Pitta*-Typen weniger geeignet, vor allem wenn geröstet und gesalzen, sie erhöhen *Pitta* jedoch weniger als Fisch und Fleisch, besonders wenn sie roh oder eingeweicht sind

sie sind deshalb die bevorzugte Proteinquelle

gut sind: Kokosnuß, Sonnenblumenkerne

weniger geeignet: die übrigen Nußarten

Öle und Fette

diese sind heiß und deshalb für *Pitta*-Typen wenig geeignet

tierische Fette erhitzen am meisten

Butter und Ghee kühlen

sehr gut: Sonnenblumen- und Sojaöl

gut: Kokosöl, Butter, Ghee

weniger geeignet: die übrigen Ölsorten

Milch und Milchprodukte

diese können *Pitta*-Typen am besten verdauen

Sauermilch und -Produkte verstärken jedoch enzymatisch *Pitta*

Pitta-Typen können Speiseeis am besten vertragen!

gut: ungesalzener Rohmilchkäse, Hüttenkäse

noch gut: Rohmilch und Butter

weniger geeignet: die übrigen Milchprodukte

Tierische Produkte

Fleisch hat *Pitta*-Eigenschaften: Feuer

erzeugt Ärger und Aggression, besonders rotes Fleisch (Mars!)

Pitta-Typen lieben Fleisch – es macht sie noch feuriger!

bringt jedoch meist ihre schlechten Seiten zum Vorschein

sie brauchen kein Fleisch und können sehr gut als Laktovegetarier oder Veganer leben

geeignet sind: Hähnchen, Truthahn, Hühnereiweiß

wenig geeignet: die übrigen Fleischarten und Fisch

Süßes

Pitta-Typen können mit Zucker am besten umgehen

brauchen öfters etwas Süßes, das sie kühlt, beruhigt und harmonisiert

sollten es aber nicht übertreiben!

gut: eingedickter Zuckerrohrsaft, Ahornsirup, Süße aus Früchten, junger Honig (unter 6 Monaten alt), Palmzucker

wenig geeignet: alter Honig, Melasse

ungeeignet: weißer Industriezucker, besonders der aus Rüben

Gewürze

viele Gewürze erhöhen *Pitta*

neutrale oder kühlende Gewürze sind in Ordnung

wenig Salz verwenden!

sehr gut: Kardamom, Gelbwurz, Minze, Kumin

gut: Fenchel, frischer Koriander, Koriander

weniger geeignet: die übrigen Gewürze (außer in kleinen Mengen)

besonders zu meiden: Chili, Knoblauch, Pfeffer, Senf, Meerrettich

Ernährung für den *Kapha*-Typ

Generell

benötigen eine Ernährung, die warm, leicht und trocken ist

kalte, schwere und ölige Speisen sollen sie meiden

bei zu viel Nahrung bildet sich Schleim im Körper

süß, salzig und sauer erhöhen *Kapha*

scharf, bitter und herb (zusammenziehend) schränken *Kapha* ein

generell: weniger essen und reichlich Kräuter und Gewürze verwenden

Speisen

nicht mehr als drei Mahlzeiten: mittags die Hauptmahlzeit, früh und abends kleine Mahlzeiten

sollten aufs Essen weniger Wert legen und stattdessen Essen für ihre *Vata*-Freunde zubereiten

schwere Mahlzeiten am Abend sind besonders schädlich

gut: einen Tag wöchentlich oder jahreszeitlich fasten

Frühstück kann wegfallen

nach dem Essen nicht schlafen! Stattdessen bewegen!

Essen darf nicht Ersatz werden für Liebe, Sicherheit und Geborgenheit

Obst

wasserhaltige Früchte können – besonders im Winter – die Schleimbildung verstärken (sie kühlen!)

werden deshalb nur im Sommer empfohlen (machen leicht!)

müssen stets für sich allein gegessen werden (Gärungsgefahr)

saure Früchte können helfen, Schleim zu lösen (ohne Zucker essen!)

sehr süße Früchte kühlen besonders und belasten das schwache Verdauungsfeuer

Obstarten

sehr gut: Granatäpfel

gut: Äpfel, Birnen, wenig süßes Trockenobst

weniger gut: Zitrusfrüchte, Papayas

ungeeignet: Ananas, Melonen, Mangos, Beeren, Pflaumen, Kirschen

Kapha verstärkend: Bananen, Datteln, Feigen

Gemüse und Salate

die meisten sind gut für *Kapha*-Typen: sie machen trocken und leicht

da sie kühlen sollten sie schonend gegart, warm u. gewürzt verzehrt werden

Rohkost hauptsächlich bei warmem Wetter (Sommer)

bei der Zubereitung nur wenig Öl/Fett verwenden!

Gemüse- und Salatarten

sehr gut: Paprika, Blumenkohl, Kartoffeln, Spinat, Petersilie

gut: Karotten, grüne Bohnen und Erbsen, rote Bete, Blattsalate, Kräuter, Sprossen, Kresse, Rettich, Radieschen; zum Entwässern: Sellerie, Karotten, Spargel und Pilze

noch gut: Brokkoli, Kraut, Chili

ungeeignet: Tomaten, Auberginen, Zucchini, Maiskolben, Okra, Meeresalgen, Gurken, Süßkartoffeln

Getreide

viele Getreidearten machen *Kapha*-Typen noch schwerer und schwergewichtiger

sie brauchen Getreidearten, die entwässern und trocknen

Vollkorn mit Gemüse ist optimal für sie

sie sollten sich vor Brot – besonders Weizen – hüten

Getreidearten

sehr gut: Polenta, Hirse, Buchweizen, Roggen

gut: Gerste, Quinoa, gepopptes Getreide

weniger gut: Basmati Reis

ungeeignet: Naturreis, Hafer, Couscous, Weizen, weißer Normalreis

Hülsenfrüchte

sie sind gut, weil sie trocknen und *Vata* verstärken (luftig machen)

Tofu ist nicht besonders gut, aber besser als Milchprodukte, Nüsse oder Fleisch

sehr gut: Mungo- und Nierenbohnen, Erdnüsse, Spalterbsen

gut: Tofu, Soja- und Limabohnen, Linsen, Azukibohnen

wenig geeignet: Kichererbsen

Nüsse und Samen

- fast alle sind nicht gerade gut für *Kapha*-Typen
- sie sind schwer, schleimbildend und verstopfend
- als Proteinquelle sind sie jedoch besser als tierische Produkte
- Vegetarier können sie deshalb nicht vermeiden
- sehr gut: Sonnenblumen- und Kürbiskerne
- weniger geeignet: die übrigen Nuß- und Samenarten

Öle und Fette

- fast alle sind nicht gerade gut für *Kapha*-Typen
- sie sind schwer und feucht
- nur kleine Mengen verwenden!
- tierische Fette sollten völlig vermieden werden
- sehr gut ist: Maiskeimöl
- gut sind: Senföl, Sonnenblumenöl, Distelöl
- weniger geeignet: Butter und Ghee

Milch und Milchprodukte

- sind für *Kapha*-Typen völlig ungeeignet
- sie verschleimen und verstopfen am meisten
- sind schwerer verdaulich als Fleisch und Fisch
- sehr viele Menschen haben Milchallergien
- am schlimmsten sind Speiseeis und kalte H-Milch
- am ehesten gehen Ziegen- und Buttermilch
- Ersatz: Sojamilch, Nuß- und Samenmilch

Tierische Produkte

- *Kapha*-Typen benötigen Fleisch, Fisch und Eier am wenigsten
- sie können sehr gut Vegetarier sein
- tierische Produkte sind am meisten erdend
- *Kapha*-Typen sind jedoch schon reichlich geerdet
- besonders schädlich sind fettes Fleisch und Fisch
- Geflügel ist am ehesten geeignet, Hähnchen besser als Käse

Süßes

- Süßes verstärkt *Kapha* am meisten; Vorsicht!
- es ist deshalb nur in kleinen Mengen geeignet
- ein Übermaß davon verursacht die meisten *Kapha*probleme
- Ausnahme: Honig; wirkt leicht entschleimend und trocknend

Gewürze

- alle Gewürze sind gut für *Kapha*
- besonders die scharfen
- diese machen heiß, trocken und leicht (das Gegenteil von *Kapha*!)
- Salz sollte jedoch gemieden werden; Natrium-Chlorid erhöht die Wasserspeicherung im Gewebe

6. Natürliche Wege zu einer gesunden Darmflora

Hilfe bei Darmleiden

Es gibt verschiedene Möglichkeiten, um diesem Problem auf die Sprünge zu helfen.

Sauerkraut essen, gemischt mit Kreuzkümmel, Anis und Fenchel. Aufgrund seiner natürlichen Milchsäure trägt es zu einem darmfreundlichen Milieu bei. Außerdem ist es ein hervorragender Lieferant für Kalzium und Magnesium. Als Saft ist Sauerkraut ebenfalls sehr empfehlenswert. Eine Kur von 6 Wochen, wobei die Portionen langsam gesteigert werden (1 Eßl. - 200 g), ist sinnvoll. Denken Sie dabei an das gute Kauen!

Karottensaft, am besten frisch gepreßt, für die vermehrte Vitamin A-Zufuhr. (Einen Tropfen Öl dazugeben, damit es vom Darm aufgenommen werden kann) Dieses Vitamin hat eine positive Wirkung auf die Darmschleimhaut. Sie kann sich so leichter regenerieren.

Lebende Darmbakterien gibt es in bestimmten Joghurtsorten

Lebende Darmbakterien. Ist es gut, Präparate mit lebenden Darmbakterien einzunehmen? In sehr schweren Fällen der Darmfloraschädigung sollte man diese Möglichkeit auf jeden Fall in Erwägung ziehen. Lebende Darmbakterien gibt es in bestimmten Joghurtsorten und in Form von Medikamenten. Beim Joghurt sollten Sie unbedingt darauf achten, daß er frisch ist. Die Lactobakterien benötigen den Milchzucker für ihren eigenen Stoffwechsel. Sobald der Nährstoff für sie verbraucht ist, sterben sie ab. Am besten wäre es demnach, wenn Sie den Joghurt selbst machen und sofort nach der Fertigstellung essen würden. Es gibt auch fertige Präparate für Dickdarmbakterien. Eine Symbioselenkung sollten sie allerdings unbedingt von einem/r Fachmann/-frau durchführen lassen.[11]

Gewürze. Fenchel wirkt gut gegen Blähungen und hilft, die Darmflora ins Gleichgewicht zu bringen. Kreuzkümmel ist an dieser Stelle noch zu erwähnen, wobei er eher eine Verstopfung bewirken kann. Zusammen mit dem beliebten indischen Gewürz Ingwer haben wir eine sehr gute Kombination, mit dem wir unser Essen würzen können. Als Tee zubereitet wirken die Gewürze noch besser. (Aufbrühen und 10 Minuten ziehen lassen)

Fenchel wirkt gut gegen Blähungen

Bachblüten. Was haben Bachblüten mit Darmbakterien zu tun? *Dr. Bach* aus England hat sich sehr lange mit dem Thema Darmflora beschäftigt und sieben bedeutsame Gruppen herausgefunden. Er entdeckte, daß bei Vorherrschen einer der Bakteriengruppen, sich eine ganz bestimmte Persönlichkeitsstruktur darstellt. Durch Gaben homöopathisch aufbereiteter Darmbakterien heilte er zu seiner Zeit sehr viele Menschen. In der praktischen Anwendung zeigte sich immer deutlicher, daß diejenigen Patienten, die unter ähnlichen emotionalen und psychischen Schwierigkeiten litten, auch stets auf die gleichen Nosoden[12] ansprachen und zwar ohne Rücksicht auf die Art ihrer körperlichen Beschwerden.[13]

[11] Die Darmreinigung in der Arztpraxis beschreiben Dr. Thomas Schultz-Wittner u.a. in ihrem Buch »Das Buch der ganzheitlichen Darmsanierung. Gesund durch Colon-Hydro-Therapie«, Fit fürs Leben-Verlag

[12] Nosoden sind Arzneimittel, die in der Homöopathie aus krankhaften Körpermaterialien hergestellt werden, um entsprechende Krankheiten zu behandeln

[13] Mechthild Scheffer, »Die Seelenpflanzen des Edward Bach«, München-Hugendubel, 1991, S. 28

Trotz großer Erfolge mit seiner Nosodentherapie stellte sich *Bach* ein Präparat vor, das pflanzlicher Natur sein sollte. Seine Vorstellung war es, sieben Heilpflanzen zu finden, welche die sieben Hauptbakteriengruppen ersetzen könnten.

Er wollte auf diese Art die Darmflora so beeinflussen, als ob er Darmbakterien geben würde. Nach langen Forschungen traf er auf das alte Wissen der Kelten und fand die *Blüten-Wasser-Sonnen-Methode,* die wir heute als Bachblüten kennen.

Mit diesen Bachblüten können Sie den Aufbau Ihrer geschädigten Darmflora positiv beeinflussen. Sie bewirken, daß sich das notwendige Bakteriengleichgewicht wieder einstellt. Ich befürworte sehr, die Bachblüten selbst auszuprobieren. Wenn Sie allerdings sehr sensibel sind, sollten Sie vorsichtig sein. Dann empfehle ich Ihnen, sich in fachliche Betreuung zu begeben. Durch eine falsche Einschätzung ist die Darmflora möglicherweise mehr durcheinander als vorher.

Mit Bachblüten kann man den Aufbau einer geschädigten Darmflora positiv beeinflussen

Die Auswirkungen des Darmzustands auf unsere geistige Haltung

Wenn unser Körper unter ständigen Vergiftungserscheinungen leidet, wirkt sich das auch auf unsere innere Einstellung zum Leben aus. Alles ist schwer und mühselig, weil die Kraft fehlt, um dem täglichen Leben zu begegnen. Unsere Lebenskraft sitzt im Beckenbereich. Massive Blähungen, Verstopfung und Ablagerungen erschweren eine gute Durchblutung der Beckenorgane. Das wirkt sich negativ auf unser Lebensgefühl aus und beeinflußt unsere geistige Haltung.

Durch Blähungen und Ablagerungen im Darm verändert sich die Form unseres Bauches. Er ist aufgetrieben und schmerzt.

Weil der Unterleib so aufgebläht ist, verändern wir automatisch unsere Körperhaltung, um dem Ungleichgewicht entgegenzuwirken. Wenn man davon ausgeht, daß unsere äußere Haltung ein Spiegel unserer inneren Haltung und somit unserer Einstellung ist, können wir Auswirkungen des Darmzustandes auf unsere geistige Haltung feststellen. Die Schultern fallen leicht nach vorn, der Rumpf ist gekippt und wirkt schlaff. So können wir niemandem Widerstand leisten und sehen aus, als würden wir schnell klein beigeben. Damit das nicht passiert, brauchen wir wieder eine Aufrichtung. Dazu muß die Rückenmuskulatur herhalten, und ein Hohlkreuz wird gebildet. So sind Verspannungen im Rücken schon vorprogrammiert. Der Teufelskreis geht weiter und wirkt sich auf den gesamten Organismus aus.

Die emotionalen Aspekte unseres Verdauungstraktes

Unser Verdauungstrakt besitzt männliche und weibliche Aspekte

Es gibt männliche und weibliche Aspekte des Verdauungstraktes. Das Verdauungssystem gehört zum weiblichen Bereich, weil es einen höhlenartigen Charakter hat. Der Verdauungstrakt wird durch den *Nervus vagus* gesteuert. Er stimuliert die inneren Funktionen bei äußerer Passivität. Seine Aufgabe ist es u.a. für die allgemeine Regeneration und Entspannung des Körpers zu sorgen. Er fördert die Peristaltik, die Sekretion der Verdauungssäfte und die Aufnahme der Nahrungsbausteine. Außerdem wirkt er auf die Sexualhormone stimulierend.

Der männliche Gegenspieler dieses Nervs ist der *Nervus sympathikus*. Er fördert alle Aufgaben, die mit der Reaktion auf die Außenwelt zu tun haben, d.h. Aktivität, kämpferisches Verhalten, Durchsetzung, ggf. auch Flucht. Er steuert z.B. Organe wie das Herz und wirkt hemmend auf den *Nervus vagus* ein. Streß ist für uns im weitesten Sinne ein Angriff und stimuliert deshalb den Sympathikus.

Unsere heutige Gesellschaft ist männlich orientiert. Daraus ergeben sich auch die Spannungen und Probleme, weil die weiblichen Kräfte in den Hintergrund gedrängt werden und der natürliche Ausgleich zwischen weiblich und männlich fehlt. Da ist es kein Wunder, daß in unserer Gesellschaft so viele Verdauungsprobleme auftauchen.

Wenn wir feststellen, daß unser Körper nicht mehr so funktioniert wie sonst, möchten wir das natürlich sofort beheben. Wir können es schlecht akzeptieren, wenn mit uns etwas nicht stimmt. Das Tempo in unserer hektischen Zeit läßt uns außerdem oft keinen Raum, die Dinge näher zu betrachten. Hauptsache ist dann, daß man wieder richtig »funktioniert«; alles andere ist nicht wichtig. Wie wollen wir aber wachsen und reifen, wenn wir uns für unsere inneren Prozesse keine Zeit nehmen? Die Probleme und Erlebnisse wollen verdaut werden. Ein erster Schritt ist zu lernen, sich selbst zu akzeptieren, so wie man jetzt ist. Das heißt noch lange nicht, daß man immer so bleiben wird. Der nächste Schritt besteht darin, die eigenen Muster zu erkennen, mit denen man anderen Menschen begegnet und sich zu überlegen, ob diese in jedem Fall angemessen sind und wie man es anders tun könnte.

An der Reaktion unseres Verdauungssystems können wir unsere Probleme ablesen

An der Reaktion unseres Verdauungssystems können wir ablesen, welche inneren Probleme sich dahinter verbergen. Gefühlsmäßig liegt in unserem Darm sehr viel Innigkeit, sich inne werden, innehalten, absolute Nähe, sich selbst nahe sein, Wärme, bewegt sein, sich und seinen Gefühlen trauen; Zuwendung und Zuneigung, sowie das Gefühl von Verletzlichkeit und Schutzbedürfnis. Außerdem findet sich hier ein liebevolles Lächeln zu sich selbst hin.

Emotionale Aspekte des Magens: Bei der Überlegung, wie unser Magen funktioniert, können wir herausfinden, welche inneren Aspekte er für uns symbolisiert. Er ist ein Sekretionsorgan und entspricht in seiner mondförmigen Höhlung dem weiblichen Aufnehmen des Mundes. Der Magen hat etwas mit füllen und speichern können zu tun. Umgesetzt auf den emotionalen Bereich bedeutet das für uns emotionale Aufnahmebereitschaft.

Produziert der Magen zuviel Säure, kann die Magenschleimhaut angegriffen werden

Im Magen finden wir das Prinzip Hunger nach Erfüllung. Magenprobleme entwickeln sich in dem Spannungsfeld zwischen schützendem Schleim der Magenschleimhaut und der Säure des Magensaftes. Bei Streß wird der Magen nicht durchblutet, und es ist eine sehr gesunde Reaktion, wenn man dann nichts ißt - es verschlägt einem regelrecht den Appetit. Zum Essen gehört also Ruhe und Hingabe ohne Streß (z.B. Streit oder ein Krimi im TV).

Eine Fehlsteuerung des Magens liegt vor, wenn er zuviel oder zuwenig Salzsäure (männliches Prinzip, *Pitta*) produziert. Dieser Vorgang der Magensäuresekretion wird durch den *Nervus vagus* reguliert. Dieser Nerv ist für die Entspannung zuständig, wie schon weiter oben erklärt. Ist seine Funktion jedoch gestört, so erzeugt der Magen entweder zuwenig oder zuviel Säure. Im ersten Fall wird die Speise schlecht oder gar nicht verdaut, sie liegt sozusagen »wie ein Stein im Magen«. Im zweiten Fall kommt es zu einer Übersäuerung (Hyperazidität). Auf Dauer kann ein solcher Zustand die Magenschleimhaut angreifen. Sie wird wund und schmerzt, sobald der Magen Arbeit bekommt. Weitere Symptome der Hyperazidität sind Sodbrennen, Aufstoßen und Blähungen. Das entsprechende Krankheitsbild heißt Gastritis. Wird sie chronisch, so kann sich ein Magengeschwür (Ulkus) entwickeln. Der Magen verdaut sich sozusagen selbst, indem er mit seiner Säure meist trichterförmige Wunden in die Schleimhaut ätzt.

In schweren Fällen kommt es dabei zu Blutungen oder gar zum Durchbruch der Magenwand. Die meisten Magenleiden, besonders die von Hyperazidität begleiteten, sind psychisch bedingt.

Der Magen reagiert sehr sensibel auf den dringenden, aber unerfüllten Wunsch nach Anlehnung, Geborgenheit und Versorgung. Es entwickeln sich Frustrationen und Wut, wenn dieser Wunsch nicht erfüllt wird. In der frühesten Kindheit bedeutet der Wunsch nach Anlehnung und Versorgtsein, das Verlangen gefüttert zu werden. Bekommt nun der Säugling die ersehnte Flasche oder Mutterbrust, so ist sein Wunsch erfüllt und er fühlt sich umsorgt.[14]

Der unerfüllte Wunsch nach Geborgenheit aktiviert die Magennerven

Bei manchen Menschen bleibt dieser frühkindliche Wunsch unerfüllt. Dieser unbewußte und unverarbeitete Wunsch begleitet den Menschen bis ins Erwachsenenalter hinein, wo er ihn bewußt wahrnehmen könnte. Solange der Bewußtwerdungsprozeß nicht geschieht, kämpft unser »erwachsenes Ich« ständig gegen das »kleine Kind« in uns und dessen Bedürfnisse, denn die erwachsenen Anteile haben ein Bestreben nach Unabhängigkeit, Leistungsfähigkeit und Selbstverantwortung. Erst die bewußte Wahrnehmung und die Fähigkeit, dieses Bedürfnis selbst zu erfüllen, gibt uns die Freiheit, in dieser Welt zu stehen und uns zu entfalten. Es entsteht für uns daraus eine neue Kraft.

Das nicht bewußt wahrgenommene Verlangen mobilisiert die Magennerven. Der Magen verhält sich dann so, als ob ständig Nahrung aufgenommen werden würde oder diese zu erwarten sei. Er produziert unablässig Magensäure, die nicht benötigt wird. Die Folgen sind Übersäuerung, chronische Reizung der Schleimhaut und Magengeschwüre.

[14] Henry G. Tietze, »Entschlüsselte Organsprache«, Knaur Verlag, 1987, S. 95

Emotionale Aspekte des Dünndarms: Seine erste Aufgabe ist die Zufuhr von Wasser für die Aufnahme der Nahrungsbausteine. Seine nächste Fähigkeit ist es dann, die aufgespaltene Nahrung in sich aufzunehmen und so dem Körper zugänglich zu machen. Daraus können wir schließen, daß die einzelnen erlebten Eindrücke der Welt erst durch die Reaktion mittels eines Gefühls für uns zugänglich werden. Erst dann können wir sie selektiv in uns aufnehmen und für unsere Entwicklung verwenden. Eine Störung in diesem Bereich gibt uns einen Einblick, wie wir mit den Eindrücken der Welt umgehen.

Der Dünndarm steht für die Fähigkeit, zu integrieren, Ausgewähltes hereinzuholen und dem Blut (das dem eigenen Wesen entspricht) einzuverleiben.[15]

Emotionale Aspekte des Dickdarms: Erinnern wir uns an die Fähigkeit des Dickdarms: Die Aufnahme von Wasser zur Eindickung des Kots. Wir können daraus schließen, daß es in diesem Bereich um die Annahme der Gefühle geht, die wir bei anderen Menschen erzeugen.

Um unsere Gefühle in uns aufzunehmen müssen wir sie wahrnehmen

Erkrankungen des Dickdarms wie Dickdarmgeschwür oder Darmkrämpfe weisen im allgemeinen darauf hin, daß der betroffene Mensch seine Gefühle in dem Bereich zurückhält. Er möchte die erfahrenen Gefühle nicht in sich aufnehmen. Ein Nachforschen und liebervoller Umgang mit sich selbst wird dann notwendig.

Zu diesem Bereich gehört die Wahrnehmung unseres inneren Kummers, der ungeweinten Tränen und auch der entstandenen Wut. Um unsere Gefühle in uns aufzunehmen bedarf es

[15] *Rüdiger Dahlke, »Verdauungsprobleme Be-Deutung und Chancen«, Knaur Verlag, 1990, S. 174*

erst einmal ihrer Wahrnehmung, d.h. wir müssen sie für *wahr* nehmen!

Emotionale Aspekte eines *Vata*-Problems im Darm: Wenn wir zuviel Gas im Bauch haben, ist das eindeutig ein *Vata*-Problem. Das Gas ist raumfordernd und bewegt sich. Es stellt sich hier die Frage, ob man sich selbst wirklich genügend Raum im Leben nimmt? Ist man in seinen Problemen schon zu sehr eingefahren und möchte nichts mehr ändern (Bewegungsprinzip)? Was heißt es eigentlich, sich genügend Raum zu nehmen? Die eigenen Bedürfnisse zu beachten, egal auf welcher Ebene, körperlich, geistig oder seelisch. Mit übelriechenden Winden kann man auf jeden Fall die Mitmenschen vertreiben und sich vom Leib halten.

Die eigenen Bedürfnisse zu beachten heißt, sich Raum nehmen

Hier ist es wichtig sich zu überlegen, in welchem Bereich der Raum notwendig ist? Vielleicht sich ab und zu einmal zurückzuziehen? Vielleicht einem anderen Menschen ehrlich die eigenen Gefühle zeigen (es stinkt mir), formulieren und sich damit neue Klarheit und Raum schaffen? Vielleicht mehr Mut zu zeigen und zu dem eigenen zu stehen? Es kann auch sein, daß neue Reaktionsmuster notwendig sind, um etwas zu verändern.

Schmerzen durch Blähungen sind die dringlichste Äußerung etwas zu unternehmen. Sie erinnern uns ständig daran. Nicht nur bei der Nahrungsaufnahme sind wir sehr selektiv, sondern auch in unserem täglichen Erleben suchen wir nach individuellen Erlebnissen. Was ist für mich am schönsten? Was macht mir am meisten Spaß? Jeder entscheidet sich nach seinen individuellen Begabungen und Vorlieben. Nicht immer sind alle Geschehnisse von uns bewußt ausgesucht, um aber einen inneren Lernprozess zu erfahren, ziehen wir bestimmte Situationen an. Gerade, wenn ein Ereignis uns immer wieder passiert, ist das ein Zeichen dafür, daß hier etwas zu lernen ist. Je mehr wir uns mit diesen Prozessen beschäftigen, desto häufiger werden wir feststellen, daß es anderen Menschen ähnlich ergeht. Es geht immer um dasselbe Thema. Jeder erlebt es aber anders und geht auch anders damit um. Es ist wichtig, wirklich zuhören zu lernen, dann werden wir auch erkennen, was der andere gerade gemeint hat. Und es ist wichtig, das Gehörte in die eigene Sprache umzusetzen, dem anderen erst dann mitzuteilen, wie man es verstanden hat; erst dann ist ein wirkliches Verstehen und Kommunizieren möglich. So können wir unsere Gefühle annehmen, die während eines Gespräches auftauchen und sie zum Ausdruck bringen.

Wir brauchen sehr viel Mut und Geduld, um in unserem Leben wirklich glücklich zu sein

Wir brauchen sehr viel Mut und Geduld, um in unserem Leben wirklich glücklich zu sein. Immer wieder ist es nötig, die eigenen Ängste hinter sich zu lassen und neues unsicheres Land zu betreten. Im Ayurveda würde man sagen: der große unendliche Geist ist immer bei uns und in uns, von dem wir getragen werden. Vor was sollen wir eigentlich Angst haben? Davor, daß wir nicht geliebt werden, so wie wir sind? Alles ist geschaffen und ist gut so, wie es ist.

Wir wünschen den Leserinnen und Lesern sehr viel Mut und die Freude an den kleinen Schritten, die Sie in Ihrem Leben gehen. Denken Sie immer daran: niemand hat das Recht Sie zu be- oder verurteilen, nur weil Sie so sind, wie Sie sind. Wir müssen alle versuchen, besonders mit uns selbst liebevoll umzugehen. Wir wissen, wie steinig dieser Weg ist. Der innere Kritiker hat eine starke Stimme, die uns immer wieder hindern will. Vielleicht deshalb, weil er endlich auch einmal in den Arm genommen werden möchte.

Gesund sein – gesund bleiben

mit der natürlichen Gesundheitslehre

Wie die Autoren in ihren Ausführungen bereits richtig dargestellt haben, spielen zur Gesunderhaltung des menschlichen Organismus - und dazu gehören Körper, Geist und Seele - sowohl unsere Lebensgewohnheiten als auch unsere Lebensumstände eine große Rolle.

Krankmachende Organismen, gleich welcher Art, können sich nur ausbreiten, wenn auch der Nährboden entsprechend vorhanden ist; sprich: wenn unser Immunsystem geschwächt ist.

Es ist zwar wunderbar, daß die Natur uns Entschlackungsmöglichkeiten (wie die sanfte ayurvedische Darmreinigung) bereithält, die bereits eingetretene Schäden begrenzen und dem Körper helfen können, seinen Selbstheilungsprozeß zu stärken/voranzutreiben - nur wird diese Hilfe nicht von langer Dauer sein, wenn die Ursachen, die zu der mißlichen Lage führten, nicht abgestellt werden.

Wir müssen unserem Körper helfen, seinen Selbstheilungsprozeß zu stärken

Wer wirklich gesund bleiben will, der muß sich darüber klar werden, daß nur er selbst es in der Hand hat, seine krankmachenden Lebensgewohnheiten aufzugeben und es durch ein sozusagen vitales Lebensmanagement zu ersetzen. Das soll nun nicht bedeuten, daß vom Tage der Einsicht an der absolute Verzicht auf alle möglichen weltlichen Genüsse erfolgen muß, nein - aber für einen gewissen Zeitraum sollten schon einige tiefgreifende Umstellungen erfolgen, von denen manche in den langfristigen Lebensplan mit aufgenommen werden kann. Was das im einzelnen ist und wie es in der Praxis umgesetzt werden kann, damit beschäftigt sich die natürliche Gesundheitslehre. Informationen darüber, wie diese Philosophie tatsächlich gelebt werden kann, erhalten Sie vom Fit fürs Leben-Service des Verlages.

Gudrun Dümer, Heilpraktikerin

Stichwortverzeichnis

Literaturverzeichnis

Banzhaff, H., »Der Mensch in seinen Elementen«, Hugendubel Verlag

Becher, Dr., »Cahiers Medicaux«, 1973, S. 147

Benner, Prof. Dr. K.-U., »Der Körper des Menschen», Weltbild Verlag

Besson, Dr. Philippe-Gaston, »Dynamisch Leben durch Säure-Basen-Gleichgewicht«, Waldthausen Verlag

Charaka, in: »Die sanfte Kraft der indischen Naturheilkunde«, Goldmann Verlag

Cousens, G., »Spirituelle Ernährung«, Verlag Hans-Jürgen Maurer

Dahlke, Rüdiger, »Verdauungsprobleme Be-Deutung und Chancen«, Knaur Verlag

Diamond, Harvey und Marilyn, »Fit fürs Leben«, Waldthausen Verlag

Dieter, Wolf, »Feuer und Asche - Dunkel und Licht«, Bauer Verlag

Frawley, D., »Ayurvedic Healing, a comprehensive guide«, Passage Press

Eschmann, Nicole, »Darmreinigung nach altem indischen Vorbild«, Fit fürs Leben-Zeitschrift 6/1996

Kirchmann, K., »Biochemie Lexikon nach Dr. Schüssler«, Mertens Verlag

Königs, P., »Die Acidose-Therapie nach Dr. med. Renate Collier; Gesünder durch den Abbau von Übersäuerung und Verschlackung des Körpers«, Synergie Verlag Peter Königs

Koerber, K. W. v., Männle, T. und Leitzmann, C., »Vollwert-Ernährung; Konzeption einer zeitgemäßen Ernährungsweise«, Haug Verlag

Lad, V., »Das Ayurveda Heilbuch«, Windpferd Verlag

Lad, V. und Frawley, D., »Die Ayurveda Pflanzen-Heilkunde; Das Yoga der Kräuter, Anwendung und Rezepte ayurvedischer Pflanzenheilmittel«, Windpferd Verlag

Moran, Victoria, »Streicheleinheit Essen - Das Verwöhnbuch für Frauen«, Fit fürs Leben-Verlag

Morningstar A., und Desai, U., »Die Ayurveda Küche«, Heyne Verlag

Müller, Ingo Wilhelm, »Humoralmedizin«, Haug Verlag

Naiman, I., »The Astrology of Healing«,
Vol. I: »Stress: The Cause of Disease«,
Vol. II: »The Elements: Symptoms of Disease«,
Vol. IV: »Cancer, Seventh Ray Press«,
HCR 80, Box 34, Cundiyo, NM 87522, USA

Rhyner, H. H., »Gesund, jung und lebensfroh mit Ayurveda; das sanfe medizinische Konzept«, BLV Verlagsgesellschaft

Scheffer, Mechthild, »Die Seelenpflanzen des Edward Bach«, Hugendubel

Schrott, Dr. med. Ernst, »Ayurveda für jeden Tag«, Mosaik Verlag, 1994, S. 12

Schultz-Wittner, Dr. Thomas u.a., »Das Buch der ganzheitlichen Darmsanierung. Gesund durch Colon-Hydro-Therapie«, Fit fürs Leben-Verlag

Shelton, H. M., »Richtige Ernährung«, Waldthausen Verlag

Spiller, Wolfgang, »Dein Darm – Wurzel der Lebenskraft«, Waldthausen Verlag

Spiller, Wolfgang, »Macht Kuhmilch krank?«, Waldthausen Verlag

Svoboda, R. E., »Prakruti: Your Ayurvedic Constitution«, GEOCOM

Tietze, Henry G., »Entschlüsselte Organsprache«, Knaur Verlag

Verma, Dr. med. Vinod, »Gesund und Vital durch Ayurveda«, O. W. Barth Verlag

Wagner, C. E., »Jeder ist einmalig; Biochemische Konstitutionstypen des Menschen mit Angaben zur individuellen Ernährung«, Frederiksen & Weise Tabula Smaragdina Verlag

Weise, D. O., »Harmonische Ernährung; Wie Sie bewußter werden und Ihre persönliche gesunde Ernährung intuitiv selbst finden«, Frederiksen & Weise Tabula Smaragdina Verlag

Weise, D. O., »Zur eigenen Kraft finden; harmonisch leben und essen mit den vier Elementen und Ayurveda«, Frederiksen & Weise Tabula Smaragdina Verlag

Weise, D. O. und Frederiksen, J., »Die Fünf Tibeter - Feinschmeckerküche«, Integral Volkar-Magnum Verlag

Weise, D. O., »Grundlagen gesunden Trinkens, Essens und Lebens. In: F. Heininger: Trinkwasser, Quelle des Lebens; Ein ganzheitlicher Weg zu gesunder Ernährung und Umwelt«, Ennsthaler Verlag

Weise, D. O., »Der Mensch als Energiemuster (Nr. 104)«, »Ernährung, Bewußtheit, Spiritualität (Nr. 105)«, Studienbriefe des Fernlehrganges: Studienreihe für GesundheitsPraktiker, Teil XX-A »Spirituelle Aspekte« des Fit fürs Leben-Kollegs, Waldthausen Verlag

Über die Autoren

Nicole Eschmann

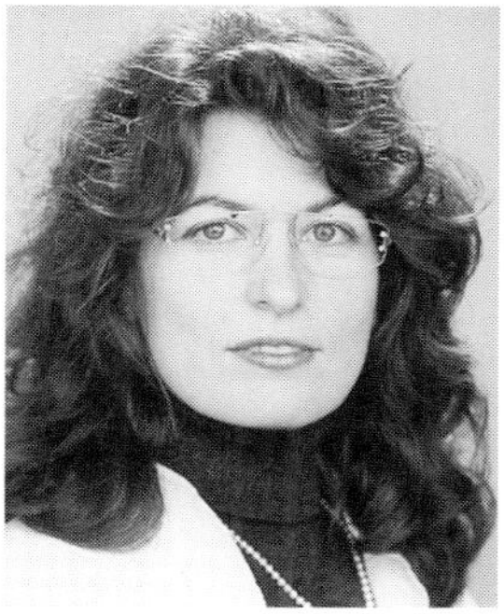

Nicole Eschmann

Nicole Eschmann begann mit 21 Jahren ihre Ausbildung zur Heilpraktikerin. Hinzu kamen eine Atemtherapie-Schulung nach Middendorf, Kenntnisse über Ayurveda und Bachblüten. In ihrer Münchener Praxis arbeitet sie seit einigen Jahren mit ihren Patienten daran, Körper, Geist und Seele in Einklang zu bringen. Ihre Erfahrungen führten sie zu der Erkenntnis, daß erst durch eine gründliche Darmsanierung und eine natürliche Ernährung der Boden für eine ganzheitliche Gesundheit geschaffen wird.

Dr. Devanando O. Weise

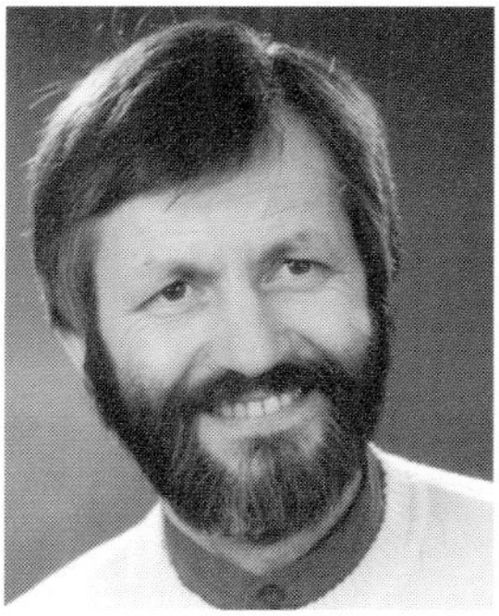

Dr. Devanando O. Weise

Prof. a. D. Dr. Devanando O. Weise ist Natur- und Ernährungswissenschaftler sowie Fakultäts-Mitglied im Lehrkörper der »University of Seven Rays« in den USA. Darüber hinaus ist er u.a. Autor des Fernlehrganges der natürlichen Gesundheitslehre des Fit fürs Leben-Kollegs. *Dr. Weise* führt Beratungen zur typgerechten Ernährung nach Ayurveda durch und bildet interessierte Menschen zum »Astrologischen Gesundheits- und Lebensberater« aus. Seine Schriften finden Sie im Literaturverzeichnis.

Kontaktadressen

Nähere Informationen über die ayurvedische Darmreinigung erhalten Sie bei:

Gesellschaft für Heilung
und Gesundheit e. V.
Postfach 12 11
83022 Rosenheim

Nicole Eschmann
Barer Straße 86A
80799 München

Fit fürs Leben-Service
Stendorfer Straße 3
27718 Ritterhude

Dr. Devanando O. Weise
Perlschneiderstraße 39
81241 München

PLZ 1-

Dagmar Bergmeier-v.d.Goltz
Heilpraktikerin
Gatower Straße 197 a
13595 Berlin - Spandau

PLZ 2-

Ursula Christina Funfack
Heilpraktikerin und
Farbtherapeutin
Cap Arcona Weg 9
23730 Neustadt

Karin Reisgies
Heilpraktikerin
Eschener Allee 6
26603 Aurich

PLZ 4-

Cornelia Rosenbohm
Heilpraktikerin
Dorstener Straße 100
44809 Bochum

Dr. Dr. Ilona Leschhorn
Drubbel 9
46286 Dorsten

PLZ 5-

Guido Schmitz
Heilpraktiker
Apostelnstraße 8
50667 Köln

Ursula Ulrich
Heilpraktikerin
Habichtweg 17
51429 Bergisch Gladbach

PLZ 6-

Gernot Eckhardt
Heilpraktiker
Mozartstraße 11
69514 Laudenbach

PLZ 8-

Karolina Herdtfelder
Heilpraktikerin
Starenweg 7
82362 Weilheim

Dinah Shanti Marker
Traditionelle Chinesische
Medizin
Griesbräustraße12
82418 Murnau

Dr. med.
Hans-Ullrich Fritzsche
Nervenarzt
Karl-Böhm-Straße 145
85598 Baldham

PLZ 9-

Irmgard Sitta
Heilpraktikerin
Paumgartner Straße 15
90420 Nürnberg

Margarethe Unser
Heilpraktikerin
Linsengarten 5
97297 Waldbüttelbrunn

Portugal

Andreas Kuehne
Heilpraktiker
Sitio Carreira
P-9370 Prazeres-Madeira

fit fürs Leben Verlag

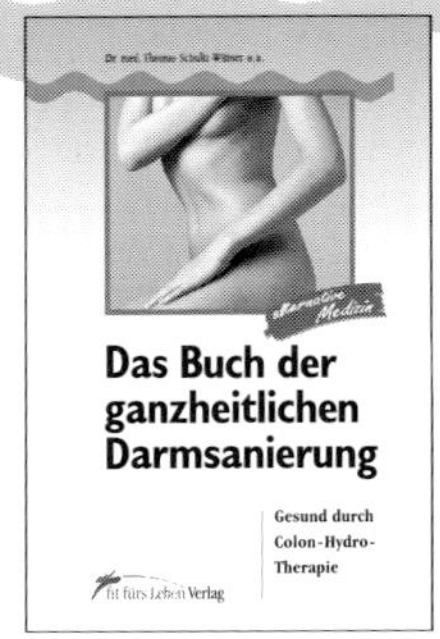

Die ganzheitliche Darmsanierung durch die Colon-Hydro-Therapie zählt zu den wirkungsvollsten Methoden der Gesundheitsvorsorge. Dieser Ratgeber aus der Reihe »Ganzheitliche Medizin« wurde von sechs Medizinern geschrieben, die in ihrer Praxis sehr gute Erfahrungen mit dieser Form der Darmreinigung gemacht haben.
Die Ursachen von Darmerkrankungen sowie ihre Behandlungsmöglichkeiten mit der Colon-Hydro-Therapie werden ausführlich beschrieben. Aber auch bei anderen Krankheiten, die oftmals nicht mit dem Darm in Verbindung gebracht werden, wie z.B. Allergien und Asthma, werden die beachtlichen therapeutischen Erfolge aufgezeigt, die durch eine Darmsanierung erzielt werden können.
128 Seiten, kartoniert ISBN 3-89526-016-9

Mit Schwung und Elan das Leben meistern ist ein vielgehegter Wunsch. Durch Krankheit oder Erschöpfung kann die Lebenskraft jedoch entscheidend geschwächt sein. Wie man sich mit Algen einen »Energieschub aus dem Meer« verschaffen kann, schildert *Dr. med. Karel Probst* auf eindrucksvolle Weise. Denn Meeresalgen können für unsere Gesundheit Erstaunliches leisten: Kein anderes Naturprodukt enthält so viele Mineralien, Spurenelemente, Aminosäuren und Vitamine wie Algen aus dem Meer. Weit über 80 verschiedene Elemente sind nachweisbar. Der in der Alge enthaltene Pflanzenstoff *Algin* ist darüber hinaus in der Lage, ca. 30% des Eigengewichts an Schwermetallen, wie zum Beispiel Amalgam, zu binden und über den Darm auszuscheiden.
128 Seiten, kartoniert ISBN 3-89526-015-0

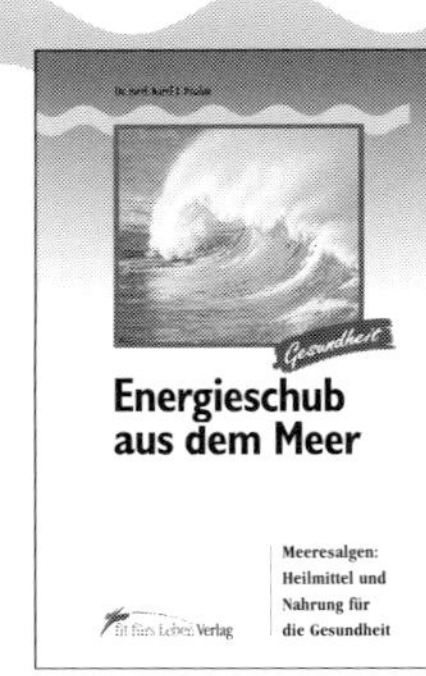

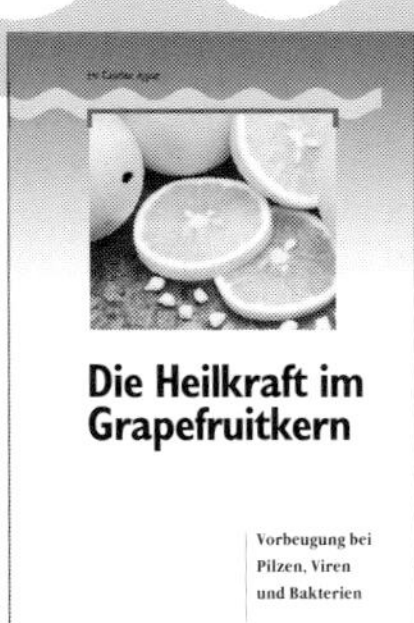

Die Suche nach neuen natürlichen Wirkstoffen führte in den 80er Jahren zu detaillierten Untersuchungen der Zitrusfrüchte. Eine der interessantesten Entdeckungen ergab sich beim Grapefruitkern-Extrakt. Neben seiner einzigartigen Wirkung gegen Pilze, Viren und Bakterien fördert er die körpereigenen Abwehrkräfte. Das außergewöhnlich breite Wirkungsspektrum des Grapefruitkern-Extraktes gegen zahlreiche Mikroorganismen läßt erwarten, daß sich seine Anwendungsbereiche als natürliches Antibiotikum und Antimykotikum in den nächsten Jahren enorm erweitern werden. Das Buch von *Dr. Candan Aypar* stellt die wichtigsten Einsatzbereiche des Grapefruitkern-Extraktes übersichtlich dar. Zahlreiche Anwendungsbeispiele und Ratschläge unterstützen Heilpraktiker, Ärzte, Kosmetiker und Physiotherapeuten in der Praxis.
100 Seiten, kartoniert ISBN 3-89526-014-2

Erhältlich in jeder Buchhandlung. Fordern Sie unser Gesamtverzeichnis an:
Stendorfer Straße 3 · 27718 Ritterhude · Tel. 04292 - 816344 · Fax 04292 - 816329

fit fürs Leben Verlag

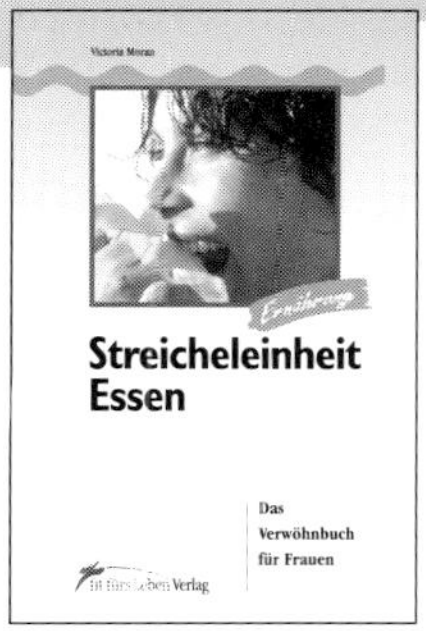

Auch Essen hat etwas mit Liebe zu tun! *Victoria Moran* schildert in ihrem Verwöhnbuch für Frauen sehr anschaulich und lebendig, wie Essen zu einer Streicheleinheit für Körper und Geist werden kann. Ausgehend von dem Gedanken, daß Körper und Geist zusammengehören und daß es wichtig ist, auch den eigenen Eßproblemen mit Liebe und Verständnis zu begegnen, beschreibt die Autorin, wie Frauen ihre Einstellung zum Essen verändern und sich mit schmackhaften Rezepten aus der kulinarischen Naturkost verwöhnen können.
Doch nicht nur die Ernährung gehört zu einem gesunden und glücklichen Leben; *Victoria Moran* zeigt, daß auch Bewegung, Sonnenlicht, Ruhe und Entspannung zu einer ausgeglichenen Persönlichkeit beitragen.
176 Seiten, kartoniert ISBN 3-89526-009-6

Licht ist die eigentliche Quelle für alles Leben auf der Erde; es ist die Kraft, die das Leben in Gang setzt und die Energiequelle, die es aufrechterhält. Auch im Zeitalter des Ozonlochs und der schädigenden Sonneneinstrahlung gibt es Möglichkeiten, Körper und Seele mit gesundem Licht zu versorgen.
Das informative Buch der Medizin-Journalistin *Elke Brandmayer* und des Naturheilarztes *Dr. med. Bodo Köhler* beschreibt ausführlich die Einflüsse, die Licht auf unsere Gesundheit hat sowie die heilende Wirkung von natürlichem und sonnenlichtanalogem Licht.
Anhand einiger weitverbreiteter Krankheiten wie Asthma, Osteoporose, Diabetes und anderen gesundheitlichen Beeinträchtigungen, stellen die Autoren die therapeutischen Möglichkeiten mit sonnenlichtanalogem Licht vor.
128 Seiten, kartoniert ISBN 3-89526-011-8

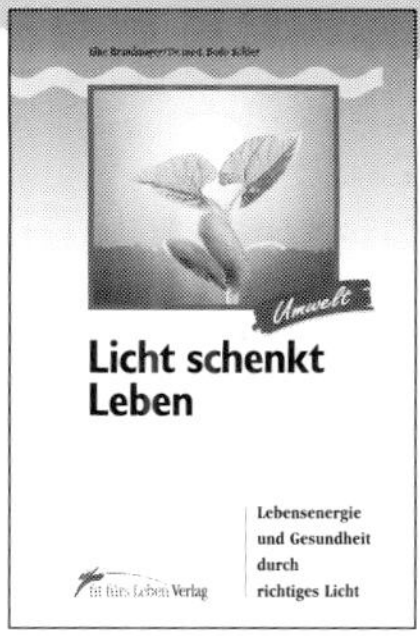

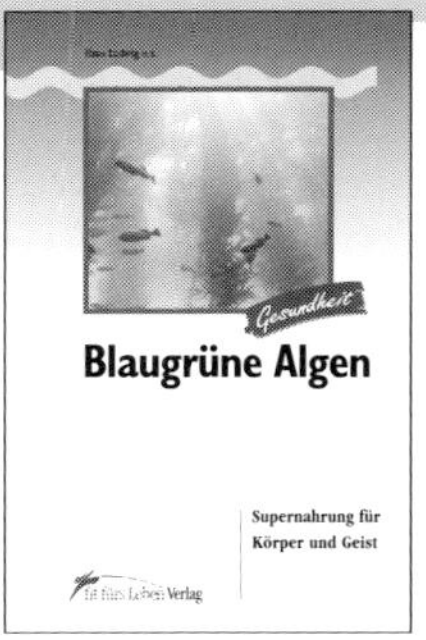

Dies ist das erste Buch in deutscher Sprache, das über die älteste organische, unbehandelte Mikronahrung berichtet: über die blaugrünen Uralgen aus dem Klamath Lake in Oregon. Sie erfahren, wie Sie mit Hilfe der blaugrünen Kraft des Lebens Ihre mentale Fitness steigern, Ihr körperliches Wohlbefinden festigen, Ihr Immunsystem stärken und Ihre Ziele leichter erreichen können.
Außerdem lernen Sie eines der letzten Naturgebiete der Erde kennen: den Crater Lake Nationalpark, der unterirdisch die vielen Bäche und Quellen speist, die den Klamath Lake füllen. Dieses energetische Wasser bringt aus vulkanischen Tiefen die wichtigsten Mineralstoffe und Spurenelemente mit sich, welche die blaugrünen Mikroorganismen zur energiereichen Kraft und reinsten Nahrung machen.
128 Seiten, kartoniert ISBN 3-89526-013-4

Erhältlich in jeder Buchhandlung. Fordern Sie unser Gesamtverzeichnis an:
Stendorfer Straße 3 · 27718 Ritterhude · Tel. 04292 - 816344 · Fax 04292 - 816329

Entdecken Sie die Selbstheilungskräfte Ihres Körpers!

Werden Sie GesundheitsPraktiker/in!

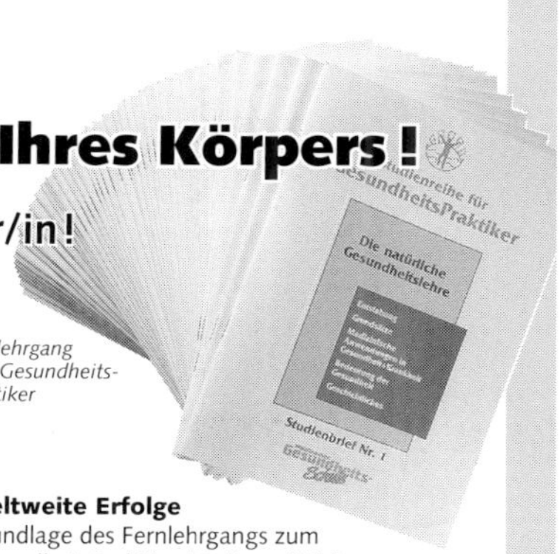

Fernlehrgang zum Gesundheits-Praktiker

Entdecken Sie den Weg zu wirklicher Gesundheit!
Lernen Sie, Ihren Körper zu Ihrem Arzt zu machen. Mit dem Fernlehrgang zum Gesundheits-Praktiker des Fit fürs Leben-Kollegs gelingt es Ihnen, in natürlicher Gesundheit zu leben – und nicht nur das: Als GesundheitsPraktiker/in können Sie Ihr Wissen bei Ausübung Ihres Berufes sowie in Seminaren und Kursen an Ihre Mitmenschen kompetent weitergeben.

Der Fernlehrgang vermittelt umfassendes Wissen
Der Fernlehrgang umfaßt 110 Studienbriefe, die sehr ausführlich auf der Basis gesicherten Wissens die natürliche Gesundheitslehre vermitteln. Sie haben damit die Möglichkeit, eigenverantwortlich Ihre Gesundheit zu erhalten. Das dazu erforderliche Wissen vermitteln die Studienbriefe allgemeinverständlich.

Weltweite Erfolge
Grundlage des Fernlehrgangs zum GesundheitsPraktiker ist die natürliche Gesundheitslehre, die in den USA entwickelt wurde und seit vielen Jahren mit großem Erfolg praktiziert wird. Der Mensch wird hier nicht nur als funktionierender Mechanismus betrachtet, sondern als ganzheitliches Lebewesen. Wichtigster Bestandteil dieser Gesundheitslehre ist die natürliche Lebensweise.

Leichtes Lernen zu Hause
Der Fernlehrgang zum GesundheitsPraktiker des Fit fürs Leben-Kollegs führt Sie Schritt für Schritt zum Ziel. Sie können die Studienbriefe in aller Ruhe zu Hause durcharbeiten. Auf dem Weg zum Gesundheits-Praktiker stehen Ihnen unsere Studienleiter mit Rat und Tat zur Seite.

Nutzen Sie die Gelegenheit, eineneue Lebensweise kennenzulernen!
Mit dem Fernlehrgang zum Gesundheits-Praktiker haben schon viele Menschen den Weg zu einer natürlichen und gesunden Lebensweise gefunden. Nutzen Sie die Gelegenheit, die Vorzüge dieser Gesundheitslehre kennenzulernen.

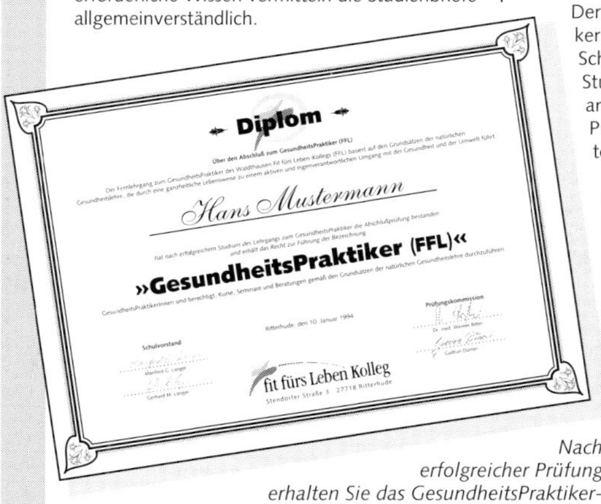

Nach erfolgreicher Prüfung erhalten Sie das GesundheitsPraktiker-Diplom des Fit fürs Leben-Kollegs

Bitte schicken Sie mir kostenlos und völlig unverbindlich weitere Informationen über den Fernlehrgang zum GesundheitsPraktiker

fit fürs Leben Kolleg
Stendorfer Str. 3 · 27718 Ritterhude
Telefon: 04292/ 81 63 46 · Fax: 81 63 29